# MARCELO CONRADO

# BIOQUÍMICA DA NUTRIÇÃO
# PARA A HIPERTROFIA

1° Edição

2020

## Sumário

**1. Metabolismo das Proteínas Contráteis** ............................................................. 1

*Mecanismos bioquímicos da síntese de proteínas contráteis* ........................................ 3

*Mecanismos bioquímicos da degradação de proteínas contráteis* .................................. 6

*Influência do treinamento resistido sobre a síntese de proteínas* ................................. 10

**2. Proteínas** ........................................................................................................ 15

*Como a ingestão de proteínas estimula o anabolismo muscular?* ................................ 16

*Balanço nitrogenado durante o período de jejum e pós-prandial* ................................ 19

*Qual a dose de proteínas para estimular ao máximo o anabolismo?* ........................... 20

*Quais as diferenças entre os tipos de proteínas sobre a hipertrofia?* ........................... 22

*Aminoácidos isolados versus proteínas: Qual é mais anabólico?* ................................ 24

*Ingestão de proteínas no pós-treino: A janela de oportunidade existe?* ...................... 26

*Qual a recomendação de proteínas para a hipertrofia?* .............................................. 29

*Como distribuir as proteínas para a hipertrofia?* ........................................................ 30

**3. Carboidratos** .................................................................................................. 34

*Os carboidratos aumentam a síntese de proteínas?* ................................................... 35

*Como os carboidratos favorecem a hipertrofia muscular?* .......................................... 37

*Carboidratos no pré-treino?* ...................................................................................... 47

*Carboidratos no pós-treino?* ...................................................................................... 50

*Qual a recomendação de carboidratos para a hipertrofia?* ........................................ 53

*Como distribuir os carboidratos para a hipertrofia?* ................................................... 53

**4. Gorduras** ........................................................................................................ 58

*As gorduras podem estimular a síntese de proteínas?* ............................................... 59

*Ômega-3 potencializa a hipertrofia?* ......................................................................... 60

*Tipos de gorduras, inflamação e resistência à Insulina* ............................................... 61

*Influência das gorduras da dieta sobre a testosterona* ............................................... 65

*Qual a recomendação de gorduras para a hipertrofia?* .............................................. 66

*Como distribuir as gorduras para a hipertrofia?* ........................................................ 66

**5. Balanço calórico e cálculo da dieta para a hipertrofia** ................................... 69

*Balanço calórico, perfil hormonal e hipertrofia muscular* ........................................... 70

*Calculando o gasto energético diário total* ................................................................ 74

*Calculando a dieta para a hipertrofia* ........................................................................ 77

**6. Bioquímica da fadiga e suplementação** ......................................................... 82

*Princípios básicos da fadiga muscular* ....................................................................... 83

*Como os íons de hidrogênio (H+) geram a fadiga?* ..................................................... 84

*Como a redução do estoque de fosfocreatina muscular gera a fadiga?* ...................... 88

*Como as espécies reativas de oxigênio geram a fadiga?* ............................................................. *91*

*Creatina* ................................................................................................................................. *95*

*Beta Alanina* ......................................................................................................................... *97*

*Bicarbonato de Sódio* ............................................................................................................ *99*

*Cafeína* ................................................................................................................................ *100*

*Capsiate* .............................................................................................................................. *103*

*Vasodilatadores* .................................................................................................................. *104*

*Compostos bioativos* ........................................................................................................... *106*

# CAPÍTULO 1

## METABOLISMO DAS PROTEÍNAS CONTRÁTEIS

Neste capítulo, você irá aprender sobre:
- Os mecanismos bioquímicos da síntese de proteínas contráteis (anabolismo);
- Os mecanismos bioquímicos da degradação de proteínas contráteis (catabolismo);
- As diferenças entre o período pós-prandial e o jejum sobre a síntese e degradação de proteínas contráteis;
- A dinâmica da síntese e da degradação de proteínas durante e após o treino.

**Introdução**

O processo de hipertrofia muscular é uma adaptação morfológica caracterizada pelo aumento na área da secção transversa do músculo esquelético, ou seja, há um aumento no tamanho dos filamentos de Actina e Miosina e adição de sarcômeros dentro das fibras musculares já existentes (SCHOENFELD, 2010). A fibra muscular é constituída por proteínas contráteis como Actina e Miosina, sendo que essas proteínas são formadas por aminoácidos. As células musculares podem sintetizar Actina e Miosina a partir de aminoácidos, um processo denominado de síntese de proteínas (anabolismo), em outras palavras, os aminoácidos que estão circulantes no sangue podem ser usados como blocos de construção para formar proteínas contráteis do músculo. No entanto, as células musculares também podem degradar Actina e Miosina em aminoácidos, sendo este processo chamado de degradação de proteínas (catabolismo).

Em determinando momento do dia o músculo pode estar com o anabolismo maior que o catabolismo, indicando que a formação das proteínas Actina e Miosina é maior que a degradação, no qual esse período é chamado de balanço nitrogenado positivo. Mas há momentos do dia em que o catabolismo supera o anabolismo, evidenciando uma maior degradação de proteínas que formação, período denominado balanço nitrogenado negativo. (TROMMELEN e VAN LOON, 2016). Basicamente, o balanço nitrogenado no músculo oscila durante o dia, tem momentos que está positivo (período pós-prandial), mas tem momentos que está negativo (período de jejum), sendo que o balanço calórico e a composição dos macronutrientes da dieta podem interferir diretamente nessas vias, conforme será detalhado nos próximos capítulos.

A ciência vem demonstrando que a relação entre a síntese de proteínas (anabolismo) e a degradação de proteínas (catabolismo) no músculo é o que determina se haverá hipertrofia ou atrofia muscular (JAGER *et al.*, 2017). Por exemplo, em condições em que a síntese de proteínas supera a degradação de proteínas por um longo período, ocorre a hipertrofia muscular, pois houve um balanço nitrogenado positivo. Porém, se o balanço nitrogenado negativo é sustentado por vários dias (degradação de proteínas maior que a síntese) haverá atrofia muscular, como demonstrado na figura 1.

Figura 1: Influência da relação entre síntese e degradação de proteínas sobre a hipertrofia e atrofia muscular

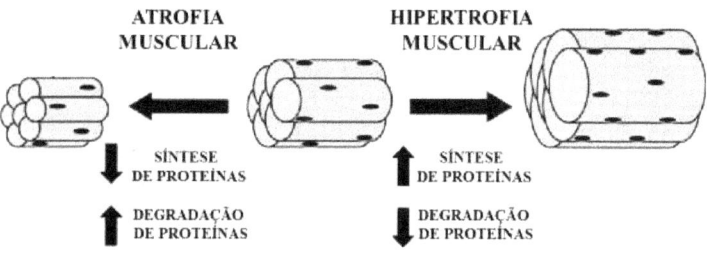

Legenda: O balanço nitrogenado positivo (síntese proteica maior que degradação proteica) sustentado por vários dias é o que explica a hipertrofia muscular. Em contrapartida, se o balanço nitrogenado negativo é sustentado por vários dias ocorrerá atrofia muscular.

**Mecanismos bioquímicos da síntese de proteínas**

A síntese de proteínas no músculo esquelético acontece nos ribossomos, uma organela que está localizada no citoplasma e também podem estar aderidos ao retículo endoplasmático rugoso. O ribossomo é constituído por duas subunidades, uma denominada subunidade maior (60S) e a outra subunidade menor (40S). O ribossomo é uma máquina macromolecular responsável em produzir proteínas musculares, como a Actina e Miosina (WEN *et al.*, 2016). A atividade do ribossomo determina se a síntese de proteínas está elevada ou reduzida, ou seja, em determinado período do dia os ribossomos podem estar produzindo muitas proteínas contráteis ou não.

A mTOR (*mammalian target of rapamycin*) é uma proteína que está dentro da célula muscular e controla a atividade dos ribossomos. Isso significa que, quando mTOR for ativada, os ribossomos irão sintetizar muitas proteínas contráteis (aumento na síntese de proteínas), porém, quando a atividade da mTOR está baixa, os ribossomos produzem poucas proteínas (redução na síntese de proteínas) (NADER *et al*., 2005). Alguns estudos demonstraram a importância da proteína mTOR para o crescimento muscular. A inibição dessa proteína por um fármaco denominado rampamicina gerou atrofia muscular, entretanto muitas linhas de evidência indicam que a hiperativação da mTOR favorece o crescimento muscular (YOON, 2017). Portanto, estimular a mTOR tornou-se um alvo para promover o processo de hipertrofia muscular, pois essa proteína estimula os ribossomos, as organelas responsáveis em criar as proteínas musculares.

Do ponto de vista prático, como ativar mTOR e o processo de síntese de proteínas nos ribossomos? Uma das maneiras é através do treinamento resistido, sendo que após o treino ocorre um aumento na expressão e atividade da mTOR nos músculos que foram estimulados (ZANCHI e LANCHA, 2008), e, consequentemente, isso aumenta a atividade dos ribossomos e a síntese de proteínas por várias e várias horas. Além disso, a ativação de mTOR também pode acontecer por aminoácidos, em especial a Leucina (STOKES *et al*., 2018). Isso significa que, após a ingestão de alimentos com fontes proteicas, ocorre aumento na síntese de proteínas no músculo esquelético (mais detalhes no capítulo 2). A figura 3 demonstra a ativação da mTOR e da síntese de proteínas contráteis nos ribossomos através da prática do treinamento resistido e por meio da ingestão de proteínas.

Fazendo uma comparação entre os períodos pós-prandial (após as refeições) e jejum existem mudanças na concentração de aminoácidos no sangue. Por exemplo, durante o período pós-prandial (refeição com proteínas) ocorre aumento na concentração de aminoácidos essenciais no sangue (Leucina e demais aminoácidos), gerando ativação da mTOR e aumento da síntese de proteínas contráteis nos ribossomos. Porém, durante o período de jejum a concentração de aminoácidos essenciais no sangue diminui, reduzindo a ativação de mTOR e a síntese proteica nos ribossomos.

Assim, a ingestão de proteínas de maneira correta combinado com a prática regular do treinamento resistido é extremamente eficiente para promover um grande aumento da síntese de proteínas (figura 2) e com isso a hipertrofia muscular (JAGER *et al.*, 2017).

Figura 3: Aumento da síntese de proteínas contráteis nos ribossomos promovidos pelo treinamento resistido e ingestão de proteínas

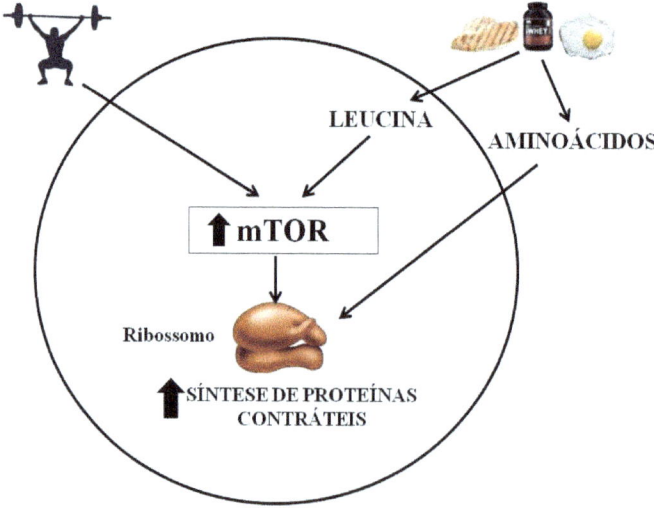

Legenda: Após a sessão do treinamento resistido ou ingestão de proteínas, há uma ativação da mTOR que eleva a atividade do ribossomo. Com o ribossomo estimulado, ocorre um aumento

da síntese de proteínas contráteis (Actina e Miosina) a partir de aminoácidos disponíveis na corrente sanguínea.

## Mecanismos bioquímicos da degradação de proteínas

A degradação de proteínas ou proteólise é o processo inverso da síntese de proteínas, ou seja, as proteínas Actina e Miosina são degradadas em aminoácidos. A organela responsável por esse processo é o proteassoma (BODINE e BAEHR, 2014), sendo que durante o treino e o período de jejum, a atividade do proteassoma aumenta, elevando a degradação das proteínas contráteis (Actina e Miosina) em aminoácidos. É importante destacar que o catabolismo das proteínas musculares tem como finalidade fornecer aminoácidos para o organismo durante períodos em que a glicemia e os níveis de aminoácidos estão baixos no sangue (jejum) (CARBONE et al., 2013). Por exemplo, o aminoácido Alanina proveniente do catabolismo muscular pode ser usado no fígado para gerar glicose, evitando uma hipoglicemia durante o jejum prolongado.

Assim como nos ribossomos, a atividade do proteassoma é controlada por proteínas intracelulares. A principal proteína que regula a atividade do proteassoma é chamada de FOXO (*forkhead box O*). Essa proteína é um fator de transcrição, ou seja, é uma proteína que está localizada no citoplasma da célula, entretanto, após ser ativada, é direcionada para o núcleo e quando se liga na fita de DNA promove a formação de enzimas. Basicamente quando a proteína FOXO for ativada e translocada para o DNA celular produz as enzimas chamadas de MURF e ATROGINA-1. Essas enzimas aumentam a atividade do proteassoma e com isso a degradação das proteínas Actina e Miosina em aminoácidos se eleva (BODINE e BAEHR, 2014). No período de jejum, durante o treino e o déficit calórico (gasto calórico diário maior que a ingestão) aumenta o catabolismo muscular no proteassoma (figura 4), sendo que os detalhes desses processos serão discutidos no capítulo 3.

Figura 4 – Mecanismo de ativação do proteassoma e degradação de proteínas

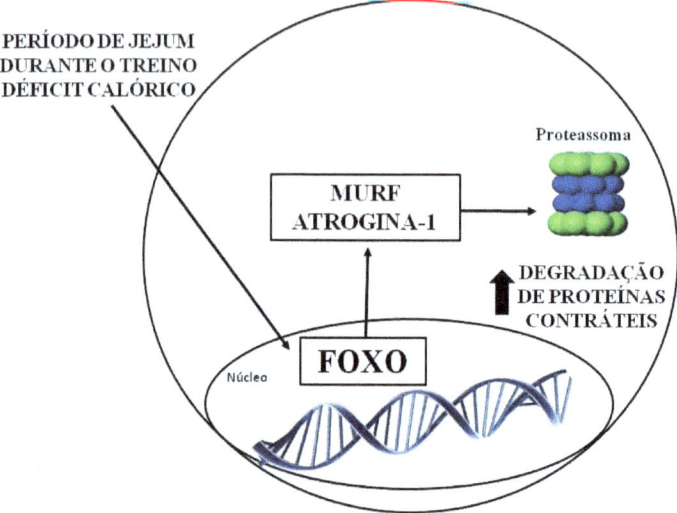

Legenda: Período de jejum, durante o treino e déficit calórico aumenta a degradação de proteínas contráteis (Actina e Miosina) no proteassoma. O aumento da atividade do proteassoma aconteceu devido à ativação da proteína FOXO, que ao ser ativada é translocada do citoplasma para o núcleo celular. Quando FOXO se liga na fita de DNA produz as enzimas MURF e ATROGINA-1, sendo as enzimas responsáveis em ativar o proteassoma.

Uma das possíveis explicações do aumento da degradação de proteínas durante o treinamento, período de jejum e déficit calórico é por meio de alterações na produção de alguns hormônios. Por exemplo, nessas condições citadas ocorre aumento na produção do hormônio Cortisol. Esse hormônio é produzido pela glândula adrenal e tem como uma das suas funções no músculo esquelético translocar o fator de transcrição FOXO até o DNA e com isso produzir as enzimas MURF e ATROGINA-1 que estimulam a atividade do proteassoma e a degradação de proteínas contráteis (BRAUN e MARKS, 2015). De maneira geral, o efeito catabólico do Cortisol sobre as proteínas musculares acontece pela ativação de FOXO.

Além disso, durante o treinamento, período de jejum e déficit calórico a produção do hormônio Insulina diminui, sendo que esse hormônio tem um efeito forte em reduzir a degradação de proteínas por meio da inibição de FOXO. A Insulina evita que o FOXO fique no DNA, produzindo as enzimas MURF e ATROGINA-1 que são ativadores do proteassoma (ABDULLA *et al.*, 2016). Por isso, com a redução na concentração sanguínea de Insulina, a degradação de proteínas contráteis no proteassoma aumenta.

Fazendo uma comparação entre os períodos pós-prandial (após as refeições) e jejum existem mudanças na produção de Insulina e Cortisol, e isso modifica a taxa de degradação de proteínas musculares. Por exemplo, durante o jejum a produção de Insulina diminui e a de Cortisol aumenta, elevando a ativação de FOXO e consequentemente a atividade do proteassoma e o catabolismo muscular. Porém, durante o período pós-prandial ocorre aumento na produção da Insulina e redução na produção do Cortisol, gerando uma inibição da proteína FOXO e isso reduz o catabolismo muscular.

Além dos hormônios, o estado energético da célula muscular pode influenciar a proteólise muscular. Quando falamos em energia significa a disponibilidade de adenosina trifosfato (ATP), ou seja, a energia para fazer as funções das nossas células vem do ATP, sendo que reduzir os níveis de ATP é um indicativo que a célula está com pouca energia. Por exemplo, durante o treinamento, a energia necessária para ocorrer à contração muscular vem da quebra de ATP em adenosina difosfato (ADP) e, posteriormente, em adenosina monofosfato (AMP). Isso significa que durante o treino há um acúmulo de AMP na célula muscular, justamente devido às contrações musculares (De Freitas et al., 2017). O acúmulo de AMP indica uma possível redução no estado energético da célula (pouco ATP e muito AMP), e nessas condições o AMP ativa uma proteína intracelular chamada de Proteína Quinase ativada por AMP (AMPK). A ativação da AMPK tem como principal propósito acelerar a formação do ATP e restaurar o estado energético da célula. Para isso, uma das funções da AMPK é reduzir a síntese de proteínas por inibir mTOR (BOLSTER *et al*., 2002), pois o anabolismo muscular gera gasto energético. Associado a isso, a AMPK ativa a proteína FOXO, e conforme detalhado anteriormente, FOXO aumenta a produção das enzimas MURF e ATROGINA-1, ativando o proteassoma e a degradação de proteínas em aminoácidos. Entendam que a ativação de AMPK tem como finalidade gerar energia, e uma das maneiras é disponibilizando mais aminoácidos provenientes do catabolismo muscular (ZUNGU *et al*., 2011). A ativação da AMPK durante o treino resistido explica em partes o motivo que nesse período o balanço nitrogenado é negativo. No entanto, após o treino esses processos serão invertidos, pois houve estímulo no músculo, conforme discutido no próximo tópico. Embora o catabolismo muscular aumenta durante a sessão de treinamento resistido, não há necessidade de se preocupar com esse catabolismo, principalmente quando a dieta fornece quantidades corretas dos macronutrientes, sendo que células musculares irão usar de maneira preferencial a glicose e os ácidos graxos para gerar energia durante o treino. Todos esses detalhes são mencionados no capítulo 3.

Portanto, no período de jejum, durante o treinamento resistido e em condições de déficit calórico ocorre um aumento no catabolismo muscular possivelmente devido ao aumento na ativação intramuscular da AMPK, aumento na produção do Cortisol e diminuição na produção da Insulina (Figura 5).

Figura 5: Mecanismos que explicam o aumento da degradação de proteínas em períodos de jejum, durante o treino e em condições de déficit calórico

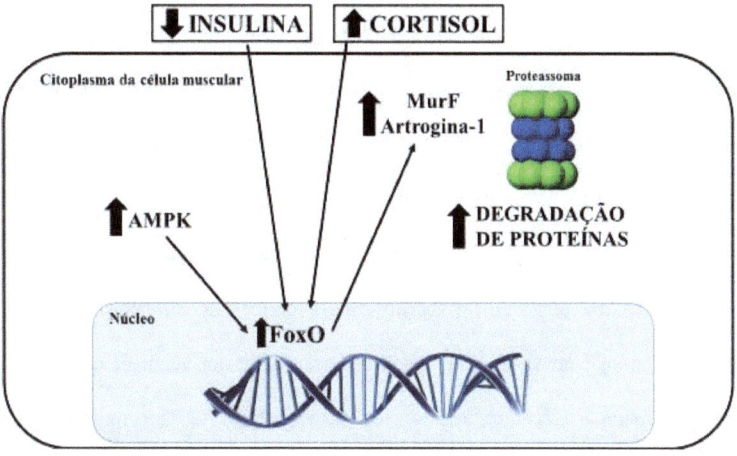

Legenda: O Cortisol e AMPK têm como função ativar o fator de transcrição FOXO, porém, a Insulina tem um efeito de inibir a atividade de FOXO. Assim, em período de jejum, durante o treinamento resistido e em condições de déficit calórico ocorre aumento na produção de Cortisol, redução da Insulina e ativação intracelular da proteína AMPK. Essas alterações contribui para uma maior ativação de FOXO que ao se ligar na fita de DNA aumenta a produção das enzimas MURF e ATROGINA-1, sendo estas responsáveis em ativar o proteassoma, elevando a degradação de proteínas contráteis em aminoácidos.

**Influência do treinamento resistido sobre a síntese de proteínas**

Durante o treinamento resistido, a degradação de proteínas (catabolismo) é maior que a síntese de proteínas (anabolismo), sendo que o balanço nitrogenado negativo atingido durante o treino é essencial para a geração de energia (LOUIS et al., 2007). Entretanto, após a sessão esse processo é invertido, no qual ocorre um aumento na síntese de proteínas, gerando um balanço nitrogenado positivo por várias horas (DAMAS et al., 2015). Isso significa que ao realizar o treinamento resistido ocorre ativação da mTOR e com isso os ribossomos são estimulados para formar as proteínas contráteis (Actina e Miosina).

Os estudos mostram que a duração do aumento da síntese de proteínas após o treino é dependente do estímulo (treino) e também de acordo com a experiência (treinado ou destreinado). De maneira geral, parece que o treinamento resistido pode manter elevada a síntese de proteínas em torno de 16 a 48 horas após a sessão (DAMAS *et al.*, 2015). A Figura 6 mostra a duração da síntese de proteínas após a realização de uma sessão de treinamento resistido, sendo que foi verificado que em indivíduos destreinados a duração da síntese de proteínas após a sessão é maior comparada a indivíduos treinados. Uma possível explicação para a maior duração na síntese de proteínas em destreinados é em razão do elevado dano muscular que acontece quando o músculo está destreinado, sendo que, após a elevada ocorrência de dano muscular, é necessário haver uma maior síntese de proteínas para promover o processo de regeneração celular (DAMAS *et al.*, 2016).

Figura 6: Duração da síntese de proteínas após a sessão em indivíduos treinados versus destreinados

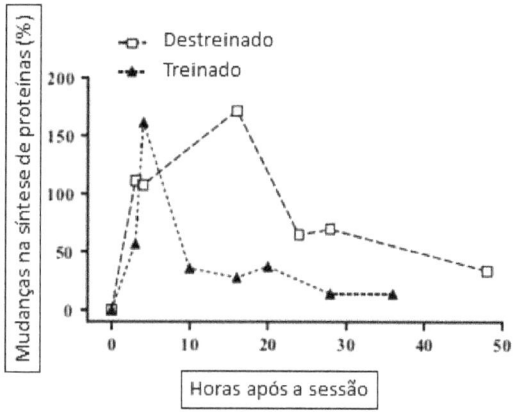

Fonte: Adaptado de Damas *et al.*, 2015.

Baseado nisso, ao treinar um determinado grupamento muscular, após a sessão ocorre um aumento na síntese de proteínas neste músculo por várias horas. Isso significa que por muitas horas o músculo ficará em um balanço nitrogenado positivo e, depois de um determinando tempo, a síntese de proteínas é reduzida e normalizada no estado de repouso. Assim, com a realização de vários estímulos (treinos), gera-se o crescimento muscular, justamente devido à somação de diversos períodos com o balanço nitrogenado positivo. Para finalizar o primeiro capítulo, a Figura 7 resume a dinâmica da síntese e degradação de proteínas durante e após o treinamento.

Figura 7: Dinâmica da síntese e degradação de proteínas durante e após o treino

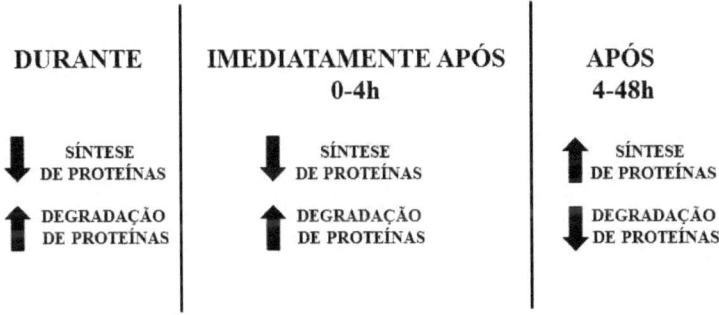

Legenda: Durante o treinamento, a degradação de proteínas supera a síntese, justamente para que os aminoácidos sejam utilizados para geração de energia. Imediatamente após o treino (0-4 horas) ainda permanece a degradação de proteínas maior que a síntese, entretanto, após esse período ocorre um grande aumento na síntese de proteínas, permanecendo elevado entre 16 a 48 horas após a sessão.

## Referências

ABDULLA, H. et al. Role of insulin in the regulation of human skeletal muscle protein synthesis and breakdown: a systematic review and meta-analysis. **Diabetologia**, v. 59, n. 1, p. 44-55, Jan 2016. ISSN 0012-186x.

BODINE, S. C.; BAEHR, L. M. Skeletal muscle atrophy and the E3 ubiquitin ligases MuRF1 and MAFbx/atrogin-1. **Am J Physiol Endocrinol Metab**, v. 307, n. 6, p. E469-84, Sep 15 2014. ISSN 0193-1849.

BOLSTER, D. R. et al. AMP-activated protein kinase suppresses protein synthesis in rat skeletal muscle through down-regulated mammalian target of rapamycin (mTOR) signaling. **J Biol Chem**, v. 277, n. 27, p. 23977-80, Jul 5 2002. ISSN 0021-9258 (Print) 0021-9258.

BRAUN, T. P.; MARKS, D. L. The regulation of muscle mass by endogenous glucocorticoids. **Front Physiol**, v. 6, p. 12, 2015. ISSN 1664-042X (Print) 1664-042x.

CARBONE, J. W. et al. Effects of energy deficit, dietary protein, and feeding on intracellular regulators of skeletal muscle proteolysis. **Faseb j**, v. 27, n. 12, p. 5104-11, Dec 2013. ISSN 0892-6638.

DAMAS, F. et al. A review of resistance training-induced changes in skeletal muscle protein synthesis and their contribution to hypertrophy. **Sports Med**, v. 45, n. 6, p. 801-7, Jun 2015. ISSN 0112-1642.

DAMAS, F. et al. Resistance training-induced changes in integrated myofibrillar protein synthesis are related to hypertrophy only after attenuation of muscle damage. **J Physiol**, v. 594, n. 18, p. 5209-22, Sep 15 2016. ISSN 0022-3751.

DE FREITAS, M. C. et al. Role of metabolic stress for enhancing muscle adaptations: Practical applications. **World J Methodol**, v. 7, n. 2, p. 46-54, Jun 26 2017. ISSN 2222-0682 (Print) 2222-0682.

JAGER, R. et al. International Society of Sports Nutrition Position Stand: protein and exercise. v. 14, p. 20, 2017. ISSN 1550-2783.

LOUIS, E. et al. Time course of proteolytic, cytokine, and myostatin gene expression after acute exercise in human skeletal muscle. **J Appl Physiol (1985)**, v. 103, n. 5, p. 1744-51, Nov 2007. ISSN 8750-7587 (Print) 0161-7567.

NADER, G. A.; MCLOUGHLIN, T. J.; ESSER, K. A. mTOR function in skeletal muscle hypertrophy: increased ribosomal RNA via cell cycle regulators. **Am J Physiol Cell Physiol**, v. 289, n. 6, p. C1457-65, Dec 2005. ISSN 0363-6143 (Print) 0363-6143.

SCHOENFELD, B. J. The mechanisms of muscle hypertrophy and their application to resistance training. **J Strength Cond Res**, v. 24, n. 10, p. 2857-72, Oct 2010. ISSN 1064-8011.

STOKES, T. et al. Recent perspectives regarding the role of dietary protein for the promotion of muscle hypertrophy with resistance exercise training. v. 10, n. 2, Feb 7 2018. ISSN 2072-6643.

TROMMELEN, J.; VAN LOON, L. J. Pre-sleep protein ingestion to improve the skeletal muscle adaptive response to exercise training. **Nutrients,** v. 8, n. 12, Nov 28 2016. ISSN 2072-6643.

WEN, Y.; ALIMOV, A. P.; MCCARTHY, J. J. Ribosome biogenesis is necessary for skeletal muscle hypertrophy. **Exerc Sport Sci Rev**, v. 44, n. 3, p. 110-5, Jul 2016. ISSN 0091-6331.

YOON, M. S. mTOR as a Key Regulator in maintaining skeletal muscle mass. **Front Physiol**, v. 8, p. 788, 2017. ISSN 1664-042X (Print) 1664-042x.

ZANCHI, N. E.; LANCHA, A. H., JR. Mechanical stimuli of skeletal muscle: implications on mTOR/p70s6k and protein synthesis. **Eur J Appl Physiol**, v. 102, n. 3, p. 253-63, Feb 2008. ISSN 1439-6319 (Print) 1439-6319.

ZUNGU, M. et al. Regulation of AMPK by the ubiquitin proteasome system. **Am J Pathol**, v. 178, n. 1, p. 4-11, Jan 2011. ISSN 0002-9440.

# CAPÍTULO 2

## PROTEÍNAS

Neste capítulo você irá aprender sobre:

- Os mecanismos bioquímicos que as proteínas geram efeito anabólico no músculo;
- As diferenças no balanço nitrogenado entre estado pós-prandial e jejum;
- As diferenças entre os tipos de proteínas (animal vs. vegetal);
- O conceito de limiar de Leucina
- A dose limite de proteínas para gerar a hipertrofia muscular
- As diferenças entre a ingestão de proteínas completas vs. aminoácidos isolados
- A interação anabólica entre o estímulo do treino e a ingestão de proteínas
- As recomendações científicas para a ingestão de proteínas para a hipertrofia
- As estratégias de distribuição das proteínas ao longo do dia.

## Introdução

As proteínas exercem uma importante função para potencializar as adaptações induzidas pelo treinamento resistido, como a hipertrofia muscular e ganhos de força. Isso significa que o ganho de massa muscular é maximizado quando um indivíduo realiza de maneira regular o treinamento resistido e consome as proteínas de maneira adequada. Estas adaptações acontecem principalmente devido ao efeito anabólico no músculo que as proteínas exercem e também por fornecer os aminoácidos para a construção de proteínas contráteis (Actina e Miosina). Os estudos têm demonstrado que a quantidade de proteína ingerida no dia e a maneira de distribuição nas refeições são variáveis importantes para maximizar os resultados. Este capítulo tem como objetivo proporcionar um vasto conhecimento teórico e prático sobre a influência das proteínas no processo de ganho de massa muscular. Além disso, os mecanismos bioquímicos e moleculares que fazem as proteínas gerarem a hipertrofia muscular será amplamente detalhado.

### Como a ingestão de proteínas estimula o anabolismo muscular?

Como detalhado no primeiro capítulo, o aumento da síntese de proteínas no músculo (anabolismo) é um indicativo que os ribossomos foram estimulados e neste momento a formação de proteínas contráteis (Actina e Miosina) é maior. Após a ingestão de alimentos que contém proteínas (carnes, ovos, leite e Whey Protein) ocorre aumento de aminoácidos essenciais no sangue, um destes chama-se Leucina, sendo considerado o principal aminoácido que estimula o processo de síntese de proteínas no músculo (MOORE et al 2009). A figura 1 demonstra de maneira geral como a ingestão de proteínas gera o estímulo anabólico no músculo. Observem que a Leucina é o ativador dos ribossomos, mas para este processo ocorrer de maneira eficiente todos os outros aminoácidos são necessários para serem usados como matéria prima para a formação das proteínas contráteis. Lembrando que as proteínas contráteis como a Actina e a Miosina são constituídas por aminoácidos, indicando que para formá-las nos ribossomos todos os aminoácidos são importantes.

Figura 1: Ativação da síntese de proteínas nos ribossomos através da ingestão de proteínas

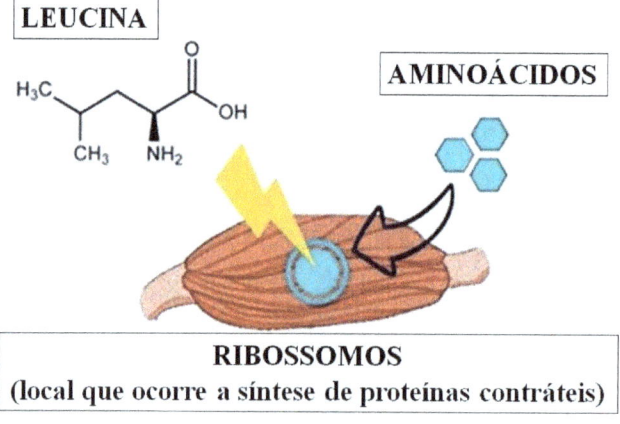

Legenda: A Leucina é o aminoácido presente nos alimentos proteicos que ativa o processo de síntese de proteínas contráteis (Actina e Miosina) nos ribossomos. Para formar as proteínas contráteis é necessário ativar os ribossomos com a Leucina e fornecer todos os aminoácidos como matéria prima.

Vamos agora compreender como o aumento de Leucina no sangue após a ingestão de proteínas aumenta a taxa de síntese proteica. Após a absorção intestinal, a Leucina entra na célula muscular e se associa a uma proteína localizada no citoplasma denominada Sestrina 2, considerada um sensor de Leucina para gerar o anabolismo muscular (XU et al., 2019). Quando a Leucina se associa a Sestrina 2 ocorre a ativação intracelular da proteína mTOR que ativa os ribossomos para sintetizarem proteínas contráteis (Actina e Miosina), conforme demonstrado na figura 2. Por este motivo, muitas pessoas acreditam que quanto mais proteínas na dieta maior a hipertrofia, ou também que se usarem suplementação de Leucina isolada e BCAA os resultados poderiam ser potencializados. Entretanto, isso não é verdade, pois já está bem estabelecido que existe um limiar de Leucina para gerar efeito anabólico, conforme será detalhado nos próximos tópicos.

Por outro lado, durante a condição de jejum, a concentração de Leucina e de aminoácidos essenciais no sangue diminui, não havendo uma interação entre Leucina e Sestrina 2 no músculo esquelético. Ou seja, quando a Sestrina 2 está sem a Leucina a proteína mTOR fica inibida e o processo de síntese de proteínas também, evidenciando que durante o jejum o anabolismo muscular é menor.

Figura 2: Mecanismos bioquímicos que a ingestão de proteínas ativa a síntese proteica nos ribossomos

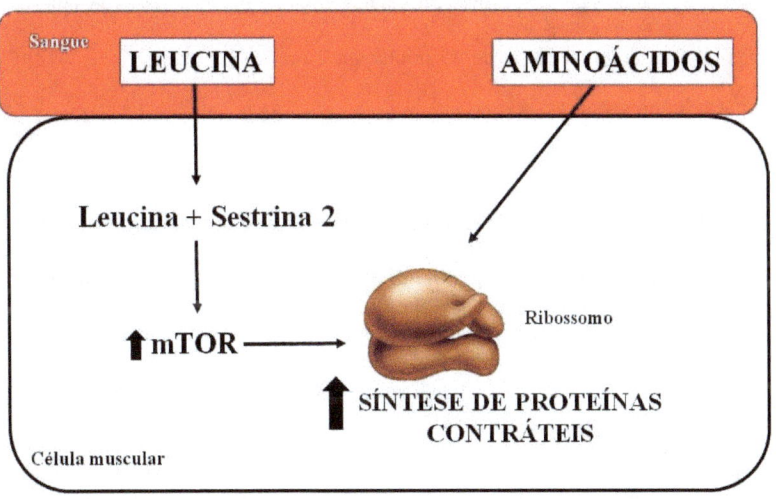

Legenda: Após a ingestão de proteínas ocorre aumento na concentração de aminoácidos no sangue, dentre eles a Leucina. O aminoácido Leucina entra na célula muscular e se associa à proteína Sestrin 2. A interação entre Leucina e Sestrin 2 gera a ativação da proteína mTOR, promovendo a ativação dos ribossomos. Com os ribossomos ativados, os aminoácidos que estão no sangue entram na célula muscular e são utilizados para a formação das proteínas contráteis como a Actina e a Miosina.

**Balanço nitrogenado durante jejum e período pós-prandial**

Após o consumo de alimentos proteicos o processo de síntese de proteínas (anabolismo) supera a degradação de proteínas (catabolismo), gerando no músculo esquelético uma condição denominada balanço nitrogenado positivo (em torno de 1 a 5 horas). Lembrando que se a refeição for realizada sem a presença de proteínas não ocorrerá estímulo anabólico nos ribossomos e assim o balanço nitrogenado não ficará positivo, ou caso a dose de proteínas for baixa, o estímulo anabólico no músculo poderá aumentar, mas não de maneira máxima (STOKES et al., 2018). Isto explica a importância de em todas, ou na maioria das refeições, haver ingestão de proteínas na dose correta, conforme será discutido nos próximos tópicos.

Já relacionado à duração do balanço nitrogenado positivo, os estudos indicam que a ingestão de proteínas de rápida absorção (Whey Protein) aumenta a taxa de síntese de proteínas nos músculo em torno de 45 minutos a 2 horas (STOKES et al., 2018). Entretanto, a ingestão de leite, caseína, albumina ou ovos pode aumentar a síntese de proteínas em torno de 3 a 5 horas. Isso não significa que Whey Protein é mais efetivo para a hipertrofia, pois a velocidade de absorção não é o fator mais importante e sim a dose diária de proteínas. Além disso, o Whey Protein não é mais eficiente do que proteínas provenientes dos alimentos para a hipertrofia, o Whey Protein é uma boa escolha para pessoas que tenham dificuldades em ingerir alimentos proteicos ou por praticidade.

E durante o jejum, o que acontece com o balanço nitrogenado? No período de jejum a concentração de aminoácidos essenciais, como a Leucina, diminui no sangue, ocorrendo redução na ativação de mTOR e da síntese de proteínas nos ribossomos. Ao mesmo tempo, o hormônio Insulina também diminui e dependendo do tempo de jejum ocorre aumento na produção do hormônio Cortisol. A redução da Insulina e aumento de

Cortisol gera um aumento da degradação de proteínas (detalhado no capítulo 1), ou seja, a degradação de proteínas musculares supera a síntese criando um balanço nitrogenado negativo. A figura 3 demonstra o comportamento da síntese e degradação de proteínas durante o dia no estado de jejum e após a ingestão de proteínas.

Figura 3. Comportamento da síntese de proteínas e degradação durante o dia

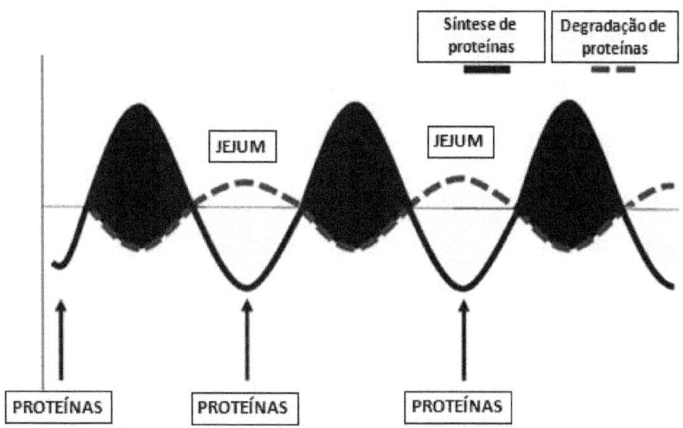

Legenda: Comportamento da síntese de proteínas e degradação durante o dia no estado de jejum e após a ingestão de proteínas. Observe que após a ingestão de proteínas ocorre um aumento na síntese de proteínas contráteis e redução da degradação proteica, caracterizando um período de balanço nitrogenado positivo. Durante o jejum, ocorre redução da síntese de proteínas e um aumento na degradação proteica, criando um balanço nitrogenado negativo.

Por isso, a ingestão de proteínas na dose correta distribuídas durante o dia é essencial para que a taxa de síntese proteica no músculo fique elevada de maneira máxima, e é necessário que ao final do dia o balanço nitrogenado fique mais positivo, ou seja, a construção de proteínas contráteis (Actina e Miosina) seja maior do que a quebra. Este cenário sustentado por vários dias promove a hipertrofia muscular.

**Qual a dose de proteínas para estimular ao máximo o anabolismo?**

Muitos praticantes do treinamento resistido acreditam que quanto maior a quantidade de proteínas na dieta, maior a resposta hipertrófica. Porém, a ciência vem demonstrando que há um limite na dose de proteínas para estimular o anabolismo muscular naquela refeição. Este fenômeno é denominado "limiar de Leucina", o que significa que existe uma quantidade máxima de Leucina para estimular os ribossomos e a síntese de proteínas contráteis. Portanto, aumentar a dose de proteínas após atingir o limiar de Leucina não resultará em mais síntese de proteínas, ou seja, o excesso de proteínas não gera maiores ganhos de massa muscular.

Mas qual é a dose para atingir o limiar de Leucina? Os estudos indicam que em pessoas adultas que não usam esteroides anabolizantes a dose é em torno de 20-40g por refeição, ou 0.25-0.40g/kg de peso corporal. Do ponto de vista prático, se uma pessoa ingerir 10g de proteínas em uma refeição o limiar de Leucina não é atingido, ou seja, vai aumentar a taxa de síntese proteica, mas não de maneira máxima. Mas, se uma pessoa ingerir 20-40g de proteínas em uma refeição o limiar de Leucina é atingido, aumentando o processo de síntese proteica muscular no máximo, indicando que ingerir 20-40g de proteínas é mais anabólico do que 10g de proteínas. Entretanto, se uma pessoa ingerir mais que 40-50g de proteínas em uma refeição, o limiar de Leucina já foi atingido, não aumentando de maneira superior à síntese de proteínas comparada a ingestão de 20-40g de proteínas. A figura 4 exemplifica exatamente as diferenças entre as doses de proteínas sobre o aumento da síntese de proteínas contráteis.

Além disso, a ingestão em excesso de proteínas aumenta a formação de ureia que será eliminada na urina, demonstrando que os aminoácidos que não serão utilizados no organismo serão eliminados. Witard e colaboradores (2014) compararam a ingestão de diferentes doses de Whey Protein (10, 20 e 40g) sobre o aumento da síntese de proteínas, formação de ureia e oxidação de aminoácidos em repouso e após o exercício resistido em indivíduos com peso corporal com média de 80 kg. Os resultados demonstraram que a ingestão de 20 e 40g de proteínas gerou maior síntese de proteínas do que 10g, após o exercício resistido. Porém não houve diferenças entre a condição que ingeriu 20g comprado a condição que consumiu 40g de proteínas, sugerindo que ao ingerir 40g de proteínas o limiar de Leucina já foi atingido não resultando em mais anabolismo que 20g de proteínas (Figura 4). Com relação à produção de ureia e oxidação de aminoácidos, foi observado que a ingestão de 40g de proteínas produziu mais ureia e oxidou mais aminoácidos do que a ingestão de 20g, ou seja, o excesso de proteínas acaba sendo eliminado.

Figura 4. Comportamento da síntese de proteínas após a ingestão de diferentes doses de proteínas

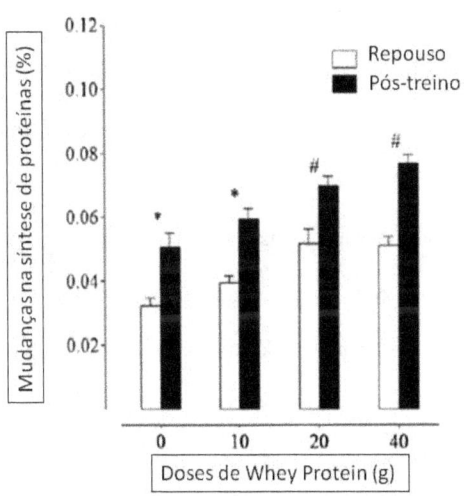

Legenda: Comportamento da síntese de proteínas após a ingestão de 10, 20 e 40g de proteínas através da ingestão de Whey Protein durante o repouso e após o treino. Foi observado que a ingestão de 20 e 40g de proteínas gerou um maior aumento da síntese de proteínas no pós-treino comparado à ingestão de 10g (#). Entretanto, não houve diferença entre a ingestão de proteínas na dose de 20g e 40g sobre a síntese de proteínas. Fonte: Adaptado de WITARD et al., 2014.

**Quais as diferenças entre os tipos de proteínas sobre a hipertrofia?**

Os estudos têm demonstrado que o efeito anabólico no músculo é maior após a ingestão de alimentos de origem animal em comparação com a mesma dose de proteínas de alimentos de origem vegetal. A possível explicação para isso está relacionada à maior quantidade de aminoácidos essenciais, como a Leucina, nos alimentos de origem animal em relação aos alimentos de origem vegetal (VAN VLIET et al., 2015). Isto significa que se houver uma ingestão de 20g de proteínas de origem animal (carnes, Whey Protein, ovos, etc.) o anabolismo muscular é mais estimulado comparado à ingestão das mesmas 20g de proteínas de origem vegetal (soja, arroz, ervilha, etc.). Ao ingerir 20g de proteínas de origem animal o limiar de Leucina é atingido com maior facilidade comparado à proteína proveniente dos vegetais, que possui uma menor disponibilidade de Leucina. Porém, isso não significa que a proteína vegetal é desnecessária, até porque em muitos casos, na mesma refeição podem ter proteínas de origem animal e vegetal (como por exemplo, uma refeição de arroz, feijão e carne). Em indivíduos vegetarianos, algumas estratégias podem ser adotadas para aumentar o poder anabólico, sendo que a revisão de literatura conduzida por Vliet e colaboradores (2015) faz algumas sugestões como: 1) suplementação de aminoácidos isolados (Leucina, Metionina e Lisina) juntamente com proteínas vegetais; 2) Variar o tipo de proteínas vegetais para fornecer um perfil de aminoácidos mais equilibrado e; 3) aumentar a dose de proteínas vegetais para atingir o limiar de Leucina.

As proteínas também podem se diferenciar de acordo com a velocidade de absorção. Existem proteínas que possuem uma rápida taxa de absorção, como por exemplo, o Whey Protein, e outros alimentos que possuem uma taxa de absorção mais lenta como ovos, leite, albumina e caseína. Foi observado que após a ingestão do Whey Protein a duração da síntese de proteínas no músculo durou em torno de 45 minutos a 2 horas, entretanto, um estudo verificou que a ingestão de 38 gramas de proteínas proveniente do leite elevou a síntese de proteínas contráteis por 5 horas (VAN VLIET et al., 2019).

Estes resultados podem ser explicados devido à diferença na velocidade de absorção entre o Whey Protein e o leite (que contém a caseína), sendo que após a ingestão de Whey Protein a concentração de aminoácidos no sangue aumenta rapidamente e já após a ingestão do leite este processo é mais lento. Isso não significa que o leite é mais eficiente que o Whey Protein, pois como já mencionado, a dose diária de proteínas é o fator mais determinante na hipertrofia. Do ponto de vista prático, a ingestão de proteínas de lenta absorção pode ser usada em momentos que a próxima refeição terá um intervalo maior, como por exemplo, antes de dormir, sendo muito comum nesta refeição consumir ovos, leite, albumina e caseína para que os aminoácidos sejam lentamente liberados para a corrente sanguínea durante o período de sono.

**Aminoácidos isolados versus proteínas: Qual é mais anabólico?**

É muito importante destacar que para ter um estímulo máximo de síntese proteica no músculo é preciso ter disponibilidade de todos os aminoácidos e não apenas a Leucina. As proteínas contráteis (Actina e Miosina) são constituídas por diversos aminoácidos e isso significa que para ocorrer à formação das proteínas musculares nos ribossomos é preciso ter matéria prima (ou seja, todos os aminoácidos). Por isso, a ingestão de aminoácidos isolados (BCAA ou Leucina) é menos eficiente para estimular o anabolismo muscular comparado à ingestão de proteínas (carnes, ovos, leite e Whey Protein). Vamos fazer uma analogia: o ribossomo é a indústria, o produto final dessa indústria são as proteínas contráteis e a matéria-prima para fazer este produto (proteínas contráteis) são todos os aminoácidos. Assim, ao ingerir aminoácidos isolados ocorre apenas o fornecimento de Leucina como ativador do ribossomo por meio da mTOR, não havendo o fornecimento de matéria-prima para construir as proteínas contráteis. Porém, com a ingestão de proteínas (carnes, ovos, leite e Whey Protein) ocorre o fornecimento do ativador de mTOR (Leucina) e todos os outros aminoácidos que atuam como matéria-prima para a formação das proteínas contráteis. A figura 5 representa as diferenças entre a ingestão de aminoácidos isolados versus proteínas, sobre a síntese de proteínas contráteis.

Figura 5. Comparação na taxa de síntese proteica muscular ao consumir proteínas versus aminoácidos isolados

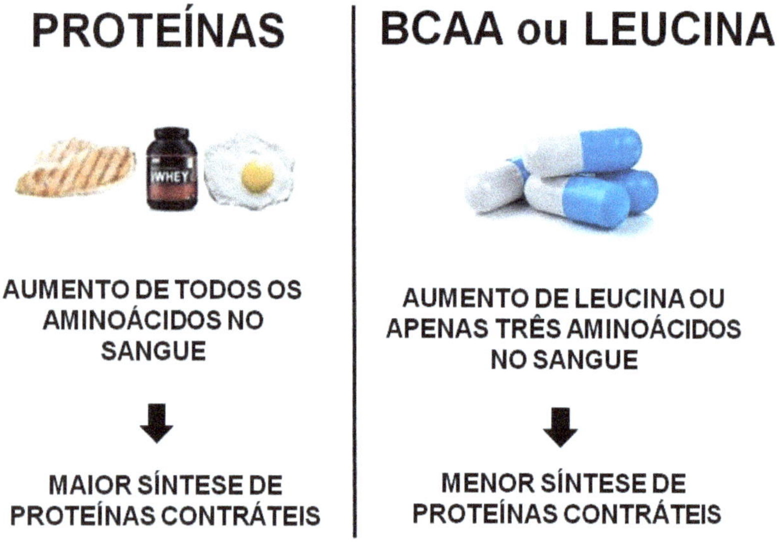

**PROTEÍNAS** | **BCAA ou LEUCINA**

AUMENTO DE TODOS OS AMINOÁCIDOS NO SANGUE | AUMENTO DE LEUCINA OU APENAS TRÊS AMINOÁCIDOS NO SANGUE

⬇ | ⬇

MAIOR SÍNTESE DE PROTEÍNAS CONTRÁTEIS | MENOR SÍNTESE DE PROTEÍNAS CONTRÁTEIS

Legenda: Ao consumir proteínas (carnes, ovos, Whey Protein, etc.) ocorre aumento de todos os aminoácidos no sangue, garantindo o aminoácido ativador (Leucina) dos ribossomos para elevar a taxa de síntese proteica e todos os outros aminoácidos para serem usados como matéria prima para construir as proteínas Actina e Miosina. Mas ao consumir apenas BCAA ou Leucina ocorre aumento apenas de Leucina ou três aminoácidos no sangue, garantindo apenas o ativador (Leucina), mas não os outros aminoácidos para a construção muscular, sendo que esta condição gera um menor aumento na síntese proteica no músculo.

Estudos têm demonstrado que a suplementação de BCAA ou Leucina isolada combinado com o treinamento resistido e dieta hiperproteica não promove ganhos adicionais de massa muscular (AGUIAR, et al., 2017; SPILLANE et al., 2010), evidenciando que a ingestão correta de alimentos proteicos é o suficiente para gerar o crescimento muscular. O estudo conduzido por Aguiar e colaboradores (2017) investigou os efeitos da suplementação de Leucina combinado com uma dieta hiperproteica (~1.6g/kg/dia) e o treinamento resistido sobre a hipertrofia muscular em adultos destreinados. Os participantes fizeram a mesma dieta e o mesmo protocolo de treinamento resistido por oito semanas, havendo apenas a diferença em que um grupo ingeriu 3g de Leucina no pós-treino e o outro grupo que consumiu placebo. Os resultados demonstraram que não houve diferenças entre os grupos sobre a hipertrofia do vasto lateral e reto femoral, indicando que a suplementação de Leucina combinada com uma dieta hiperproteica não favorece ganhos adicionais de hipertrofia muscular. Com resultados similares, o estudo de Spillane e colaboradores (2012) demonstrou que a suplementação de BCAA (9g/dia) combinado com treinamento resistido por oito semanas também não potencializou os ganhos de massa livre de gordura e a força de membros superiores e inferiores em homens. Estes resultados indicam que a ingestão de proteínas de maneira correta é o suficiente para maximizar os ganhos de massa muscular, sendo desnecessária a suplementação de BCAA ou Leucina isolada em uma dieta hiperproteica.

**Ingestão de proteínas no pós-treino: A janela de oportunidade existe?**

A ingestão de proteínas imediatamente após o treino é uma prática muito comum entre praticantes de musculação. Existe uma crença que a janela de oportunidade para o consumo de proteínas acontece somente na primeira refeição após o treino, ou seja, muitas pessoas alegam que somente neste momento o músculo estará muito receptivo aos aminoácidos para estimular o anabolismo muscular. Entretanto, a literatura atual não apoia a alegação que o consumo imediato de proteínas após o treino ($\leq$ 1 hora) melhora significantemente as adaptações de hipertrofia muscular e força, gerada pelo treinamento resistido (SCHOENFELD et al., 2013). Estes resultados indicam que é possível ter um ganho similar de hipertrofia muscular e força consumindo as proteínas imediatamente após o treino ou após 1 hora, sendo que o indivíduo pode optar entre consumir a proteína na academia ou um pouco mais tarde, de acordo com a sua preferência.

Mas, e a janela de oportunidade para o consumo de proteínas, existe ou não? A ciência vem demonstrando que o treinamento resistido estimula a síntese de proteínas no músculo treinado por várias horas, em torno de 16-48 horas (DAMAS et al., 2015), sendo que foi verificado que após 16 a 48 horas a taxa de síntese proteica ainda estava elevada comparado ao repouso (pré-treinamento). Isto significa que a janela de oportunidade é todo este período em que o músculo está sintetizando muitas proteínas contráteis (Actina e Miosina). Portanto, é importante compreender que todas as refeições neste período (pós-treino até 48 horas) são essenciais e necessitam de uma dose correta de proteínas, por exemplo, ingeridas a cada 3 horas para manter ao máximo o anabolismo muscular estimulado.

Outra dúvida muito comum é sobre a real função das proteínas no período pós-treino. O treinamento resistido gera a hipertrofia muscular através da ativação intracelular da mTOR, que estimula os ribossomos a sintetizar proteínas contráteis (Actina e Miosina). Basicamente a primeira função da ingestão de proteínas em todas as refeições após o treino é agir de maneira sinérgica com o estímulo do treino sobre a ativação da mTOR e no processo de síntese de proteínas nos ribossomos. Ao ingerir proteínas nas refeições após o treino, a mTOR será ativada tanto pelo treino como pela Leucina. A soma do efeito do treino e da ingestão de proteínas sobre a mTOR faz com que a síntese de proteínas contráteis seja otimizada, potencializando os ganhos de massa muscular, conforme demonstrado na figura 6.

Figura 6: Ação sinérgica entre o treinamento resistido e refeições de proteínas sobre o anabolismo muscular

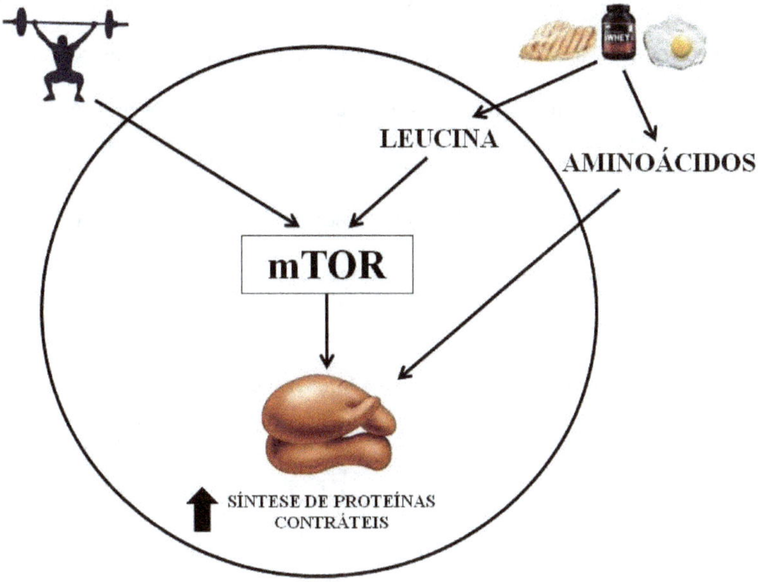

Legenda: O treinamento resistido estimula a mTOR e o processo de síntese de proteínas nos ribossomos. As refeição após o treino com proteínas age de maneira sinérgica ao estímulo do treino para ocorrer ativação de mTOR, potencializando a atividade dos ribossomos para sintetizar as proteínas contráteis.

Além disso, uma segunda função da ingestão de proteínas é fornecer os aminoácidos para a construção das proteínas contráteis (Actina e Miosina) nos ribossomos. Lembrando que a formação das proteínas contráteis depende de todos os aminoácidos, indicando que a ingestão de proteínas em todas as refeições após o treino tem como finalidade fornecer a matéria-prima (aminoácidos) para os ribossomos sintetizarem as proteínas contráteis e gerar o crescimento muscular.

Parece que o estímulo do treino resistido potencializa a capacidade do músculo em aproveitar as proteínas para a síntese proteica nos ribossomos. Por exemplo, um estudo investigou a influência do aumento de síntese de proteínas no músculo ao ingerir 10g, 20g e 40g de proteínas em repouso e no pós-treino. Foi observado que 40g de proteínas não gerou mais síntese de proteínas que 20g em repouso em pessoas saudáveis, evidenciando que o limiar de leucina foi atingido com a ingestão de 20g de proteínas. Entretanto, no período pós-treino a ingestão de 20g de proteínas aumentou 35% a síntese de proteínas musculares, mas o consumo de 40g de proteínas elevou 48% à síntese proteica (STOKES et al., 2009). Esses resultados indicam que o estímulo do treino aumenta o efeito anabólico dos aminoácidos provenientes da dieta.

**Qual a recomendação de proteínas para a hipertrofia?**

A ingestão adequada de proteínas é essencial para potencializar a hipertrofia muscular em praticantes de treinamento resistido. Um estudo de metanálise conduzido por Morton e colaboradores (2018) investigou a influência da dose de proteínas no dia, sobre o ganho de massa muscular em indivíduos treinados. Foram selecionados 49 estudos, totalizando 1863 pessoas que foram submetidas ao treinamento resistido e ingestão de proteínas em diferentes doses. O resultado demonstrou que a dose diária de 1.6g por kg de peso corporal foi mais eficiente para aumentar a massa muscular comparado a doses menores (0.8 a 1.4 g/kg/dia). Entretanto, a ingestão de proteínas acima de 2.2/kg/dia não gerou ganhos superiores de massa muscular. Por isso, atualmente, a recomendação de proteínas para a hipertrofia muscular é em torno de 1.6-2.2g/kg/dia (JAGER et al., 2017).

Estes resultados indicam que usar doses acima destes valores não reflete em maiores resultados de hipertrofia, sendo que boa parte dos aminoácidos são eliminados (ureia) quando há excesso na ingestão de proteínas. Outro ponto importante é que as proteínas promovem bastante saciedade, principalmente em doses elevadas, sendo que o exagero nas proteínas pode atrapalhar até mesmo a ingestão dos outros macronutrientes como, por exemplo, os carboidratos. Isto pode ocorrer principalmente em indivíduos avançados, pois normalmente a dose diária de carboidratos para estas pessoas são mais elevadas (capítulo 3). Além disso, as proteínas exercem um maior efeito térmico dos alimentos, do que carboidratos e gordura, indicando que o exagero nas proteínas também pode aumentar um pouco o gasto calórico diário. Como precisamos de superávit calórico (consumo calórico maior que gasto) para aumentar ao máximo a massa muscular, o exagero nas proteínas pode dificultar atingir esse superávit calórico. Por outro lado, normalmente a ingestão de proteínas acima das recomendações acaba sendo mais vantajoso em fases de emagrecimento.

**Como distribuir as proteínas para a hipertrofia?**

O cálculo da dieta para hipertrofia será amplamente detalhada no capítulo 5, sendo que o objetivo deste tópico é demonstrar as maneiras para realizar a distribuição das proteínas nas refeições durante o dia. O primeiro passo é identificar a quantidade de proteínas que a pessoa irá ingerir no dia. Para isso, é importante utilizar como referência estudos que analisaram o efeito de diferentes doses de proteínas sobre a hipertrofia muscular. Atualmente, a recomendação de proteínas no dia é em torno de 1.6-2.2g/kg de peso corporal (JAGER et al., 2017). Por exemplo, uma pessoa com 80 kg que irá ingerir 1.6g/kg terá que ingerir 128g de proteínas no dia, sendo este total fracionado nas refeições.

Após a quantificação da dose diária de proteínas é preciso fracionar as doses nas refeições. Neste momento é muito importante que a dose de proteínas em cada refeição esteja entre 0.25-0.40 g/kg de peso corporal, que normalmente fica entre 20-40g de proteínas. Na refeição antes de dormir a dose de proteínas pode ser um pouco maior (0.50g/kg de peso corporal), mas isto não é regra, mas pode ser usado como estratégia, pois a próxima refeição tem um intervalo de tempo maior (JAGER et al., 2017). A ingestão de proteínas antes de dormir é essencial para manter ao máximo a síntese de proteínas estimulada durante o sono (TROMMELEN e VAN LOO, 2016). Basicamente se uma pessoa não ingerir proteínas antes de dormir, durante o sono a síntese de proteínas será baixa, comprometendo os resultados de hipertrofia. Além da dose, outra estratégia é utilizar nesta refeição a ingestão de proteínas de lenta absorção, como ovos, caseína, albumina, leite e blends proteicos, pois durante o sono o período de jejum é longo, havendo a necessidade de ocorrer uma liberação mais lenta de aminoácidos do intestino para o sangue. Outra opção para atrasar a absorção de aminoácidos durante o período de sono é consumir as proteínas juntamente com fibras e gorduras.

Agora vamos aos cálculos: se uma pessoa de 80 kg consumir 1.6g/kg/dia terá que ingerir 128g de proteínas no dia. Lembrando que isto é um exemplo, sendo que é necessário calcular para cada indivíduo a dose de proteínas diárias, conforme detalhado no capítulo 5. A tabela abaixo demonstra um exemplo na distribuição de proteínas ao longo do dia, supondo que o indivíduo realiza o treino no período da manhã.

Tabela 1. Exemplo de distribuição de proteínas durante o dia

|  | Refeição 1 (pré-treino) | Refeição 2 (pós-treino) | Refeição 3 | Refeição 4 | Refeição 5 (pré-sono) |
|---|---|---|---|---|---|
| Dose de proteínas (g) | 22 | 22 | 22 | 22 | 40 |

Observem que na refeição pré-sono a dose de proteínas foi maior, com a finalidade de ter uma liberação mais lenta de aminoácidos durante o sono, pois a próxima refeição tem um intervalo de tempo maior. Além disso, observem que nas cinco refeições o limiar de Leucina no músculo é atingido (20 a 40g de proteínas), gerando um estímulo máximo na síntese de proteínas em cada refeição. A distribuição das proteínas ao longo do dia pode ser feita também de maneira homogênea, ou seja, a mesma dose de proteínas em todas as refeições ou na maioria das refeições, pois o mais importante é atingir a dose diária de proteínas recomendada (1.6 a 2.2g/kg/dia).

**Referências**

AGUIAR, A. F et al. Free leucine supplementation during an 8-week resistance training program does not increase muscle mass and strength in untrained young adult subjects. **Amino Acids**, v. 49, n. 7, p. 1255-1262, 2017.

DAMAS, F. et al. A review of resistance training-induced changes in skeletal muscle protein synthesis and their contribution to hypertrophy. **Sports Medicine**, v. 45, n. 6, p. 801-807, 2015.

JAGER, R. et al. International society of sports nutrition position stand: protein and exercise. **Journal of the International Society of Sports Nutrition**, v. 14, n. 1, p. 1-25, 2017.

MOORE, D. R. et al. Differential stimulation of myofibrillar and sarcoplasmic protein synthesis with protein ingestion at rest and after resistance exercise. **The Journal of Physiology**, v. 587, n. 4, p. 897-904, 2009.

MORTON, R. W. et al. A systematic review, meta-analysis and meta-regression of the effect of protein supplementation on resistance training-induced gains in muscle mass and strength in healthy adults. **Br J Sports Med**, v. 52, n. 6, p. 376-384, 2018.

SCHOENFELD, B. J. et al. The effect of protein timing on muscle strength and hypertrophy: a meta-analysis. **Journal of the International Society of Sports Nutrition**, v. 10, n. 1, p. 53, 2013.

SPILLANE, M. et al. The effects of 8 weeks of heavy resistance training and branched-chain amino acid supplementation on body composition and muscle performance. **Nutrition and Health**, v. 21, n. 4, p. 263-273, 2012.

STOKES, T. et al. Recent perspectives regarding the role of dietary protein for the promotion of muscle hypertrophy with resistance exercise training. **Nutrients**, v. 10, n. 2, p. 180, 2018.

TROMMELEN, J.; VAN LOON, J. C. Pre-sleep protein ingestion to improve the skeletal muscle adaptive response to exercise training. **Nutrients**, v. 8, n. 12, p. 763, 2016.

VAN VLIET, S. et al. The skeletal muscle anabolic response to plant-versus animal-based protein consumption. **The Journal of Nutrition**, v. 145, n. 9, p. 1981-1991, 2015.

VAN VLIET, S. et al. Time-dependent regulation of postprandial muscle protein synthesis rates after milk protein ingestion in young men. **Journal of Applied Physiology**, v. 127, n. 6, p. 1792-1801, 2019.

XU, D. et al. Evidence for a role for Sestrin1 in mediating leucine-induced activation of mTORC1 in skeletal muscle. **American Journal of Physiology-Endocrinology and Metabolism**, v. 316, n. 5, p. E817-E828, 2019.

WITARD, O. C. et al. Myofibrillar muscle protein synthesis rates subsequent to a meal in response to increasing doses of whey protein at rest and after resistance exercise. **The American Journal of Clinical Nutrition**, v. 99, n. 1, p. 86-95, 2014.

# CAPÍTULO 3

## CARBOIDRATOS

Neste capítulo você irá aprender sobre:
- O efeito dos carboidratos sobre a síntese e degradação de proteínas;
- A contribuição dos carboidratos na hipertrofia muscular;
- A influência dos carboidratos e do balanço calórico sobre o perfil hormonal, conteúdo de glicogênio muscular e desempenho;
- A recomendação de carboidratos para a hipertrofia;
- As estratégias de distribuição dos carboidratos nas refeições para a hipertrofia.

**Introdução**

Quando o objetivo é hipertrofia muscular, as proteínas são mais valorizadas que os carboidratos. Isto acontece porque a real função dos carboidratos sobre o ganho de massa muscular é pouco conhecida. A literatura científica vem demonstrando que para potencializar as adaptações induzidas pelo treinamento resistido, como a hipertrofia e força, a dieta rica em carboidratos e o superávit calórico (consumir mais calorias no dia do que gastar) são essenciais. O efeito dos carboidratos e do superávit calórico na hipertrofia muscular é multifatorial, ou seja, pode acontecer por diversos fatores. Um destes fatores é que a quantidade de carboidratos ingerido no dia pode influenciar a produção de hormônios que interferem no ganho de massa muscular como a Insulina, Cortisol e Testosterona. Além disso, a quantidade de carboidratos na dieta também pode influenciar o desempenho no treinamento resistido e o estoque de glicogênio muscular, fatores que também podem interferir nas adaptações musculares. Portanto, o objetivo deste capítulo é proporcionar um conhecimento sobre os mecanismos bioquímicos que fazem os carboidratos potencializarem a hipertrofia muscular, bem como fornecer aplicações práticas para manipular os carboidratos na dieta para praticantes do treinamento resistido.

**Os carboidratos aumentam a síntese de proteínas?**

Muitos acreditam que os carboidratos podem estimular diretamente o anabolismo muscular (síntese de proteínas) devido ao grande aumento na produção do hormônio Insulina. Uma prática muito comum é ingerir uma dose elevada de carboidratos no pós-treino para elevar a Insulina com o objetivo de aumentar o anabolismo muscular. Entretanto, a ciência não confirma esta hipótese. Após a ingestão de carboidratos ocorre sim o aumento da Insulina, sendo dependente da dose e do tipo de carboidrato ingerido (simples e complexo). No entanto, o aumento da Insulina após a ingestão de carboidratos não favorece o aumento da síntese de proteínas no músculo. Um estudo de metanálise (ABDULLA et al., 2016) investigou o efeito da Insulina sobre a síntese e degradação de proteínas musculares em humanos. Os resultados demonstraram que a Insulina só aumenta a síntese de proteínas na presença elevada de aminoácidos no sangue, ou seja, após a ingestão de proteínas. Entretanto, a Insulina foi eficiente em reduzir a degradação de proteínas independente da disponibilidade de aminoácidos no sangue, sendo que esta condição é similar após a ingestão de uma refeição rica em carboidratos e pobre em proteínas, no qual ocorre aumento de Insulina sem elevar a concentração de aminoácidos. Estes resultados indicam que uma das funções dos carboidratos sobre a hipertrofia muscular é de aumentar a produção de Insulina e com isso reduzir o catabolismo muscular (degradação de proteínas). Por isso, nós iremos entender que uma das funções dos carboidratos na dieta é gerar um efeito poupador no músculo esquelético, ou seja, diminuir a degradação de proteínas, fazendo a glicose ser usada como prioridade para fazer energia.

Corroborando com estes resultados, alguns estudos demonstraram que a ingestão de carboidratos combinado com proteínas no pós-treino não potencializa a síntese de proteínas musculares em comparação à ingestão somente de proteínas. O estudo de Koopman e colaboradores (2007) investigou a influência da combinação de carboidratos e proteína no pós-treino sobre a taxa de síntese de proteínas contráteis em homens. Os participantes foram submetidos em três condições: 1) ingestão de 0.3g/kg de proteínas; 2) ingestão de 0.3g/kg de proteínas mais 0.15g/kg de carboidratos e; 3) ingestão de 0.3g/kg de proteínas mais 0.6g/kg de carboidratos, sendo que a ingestão alimentar foi realizada 60 minutos após a sessão de treinamento resistido. Os resultados demonstraram que o aumento da síntese de proteínas musculares foi semelhante entre as três condições, indicando que o consumo de carboidratos combinado com proteínas não foi superior para elevar a taxa de síntese de proteínas comparada à ingestão isolada de proteínas. Estes resultados não indicam que a ingestão de carboidratos no pós-treino é desnecessário (assunto detalhado nos próximos tópicos), mas nos mostra que a função dos carboidratos não é de elevar de maneira aguda a síntese de proteínas musculares.

**Como os carboidratos favorecem a hipertrofia muscular?**

Uma dieta rica em carboidratos é essencial para maximizar a hipertrofia muscular. Os possíveis mecanismos que explicam este efeito estão associados à influência dos carboidratos sobre a produção hormonal (Insulina, Cortisol e Testosterona), o glicogênio muscular e o desempenho no treino. Um estudo demonstrou que os atletas de fisiculturismo que consumiram mais calorias na dieta (67,5 kcal/kg/dia) ganharam mais massa muscular e gordura corporal comparado aos atletas que consumiram menos calorias na dieta (50,1 kcal/kg/dia). O mais interessante deste estudo foi que o grupo que consumiu mais calorias se deu pelo fato de ingerir mais carboidratos (12.9g/kg/dia), sendo que no outro grupo a ingestão de carboidratos foi menor (8g/kg/dia). Este estudo demonstra a importância do superávit calórico e dos carboidratos para gerar a hipertrofia muscular no máximo (RIBEIRO et al., 2019).

*Insulina*

. O hormônio Insulina é secretado pelo pâncreas após a ingestão de carboidratos, sendo que este hormônio exerce diversas funções no músculo esquelético no período pós-prandial, como estimular a captação de glicose do sangue para as células musculares e ainda aumenta a síntese de glicogênio e triglicerídeos. Já relacionando ao metabolismo das proteínas musculares, a Insulina reduz a degradação de proteínas no músculo devido ao efeito supressor sobre o proteassoma, a organela responsável em catabolizar as proteínas contráteis (Actina e Miosina) em aminoácidos. (GLASS, 2003).

Vamos agora compreender como a Insulina pode bloquear o catabolismo muscular. Os mecanismos bioquímicos que explicam a redução da degradação de proteínas pela Insulina são atribuídos ao fato deste hormônio se ligar em seu receptor na membrana da célula muscular e ativar no meio intracelular diversas proteínas que tem como finalidade reduzir a atividade do proteassoma.

Conforme demonstrado na figura 1, primeiramente a Insulina se liga ao seu receptor específico localizado na membrana celular, uma proteína que contém duas subunidades alfa e duas subunidades beta (IR). Após a ligação extracelular da Insulina ao seu receptor na região alfa, ocorre a fosforilação (ativação) intracelular da região beta e com isso há ativação do substrato do receptor de Insulina (IRS-1). Em seguida ocorre a ativação da proteína fosfatidilinositol 3-quinase (PI3q) que ativa a fosfatidilinositol 4,5-bifosfato (PIP2) e fosfatidilinositol 3,4,5-trifosfato (PIP3) na membrana plasmática. Essas proteínas de membrana levam a ativação da proteína AKT, também chamada de proteína-quinase B. A função da AKT é inibir o fator de transcrição chamado de FOXO, basicamente é a AKT que inibe o catabolismo muscular. Lembrando que um fator de transcrição é uma proteína que está localizada no citoplasma da célula, e que após ser ativado, é direcionado para o núcleo da célula (DNA) para promover a transcrição de genes (RNA mensageiro) e que posteriormente estes genes podem ser traduzidos em proteínas.

Conforme foi detalhado no capítulo 1, durante o jejum, a concentração de Insulina no sangue é baixa e o fator de transcrição FOXO se encontra no núcleo celular (DNA), e produz as enzimas MURF e ATROGINA-1, sendo estas enzimas responsáveis em aumentar a atividade do proteassoma e, consequentemente, a degradação muscular (catabolismo).

A função da Insulina é inibir o fator de transcrição FOXO, sendo que isso acontece devido a Insulina ativar a proteína AKT no meio intracelular que leva a translocação de FOXO do núcleo da célula (DNA) para o citoplasma. Isto significa que a Insulina diminui a degradação de proteínas por retirar FOXO do núcleo celular, reduzindo a expressão das enzimas MURF e ATROGINA-1 (SANCHEZ et al., 2014). A figura 1 demonstra os eventos bioquímicos que a Insulina promove na redução da degradação de proteínas contráteis em aminoácidos.

Figura 1: Mecanismo bioquímico no qual a insulina diminui a degradação de proteínas musculares no proteassoma

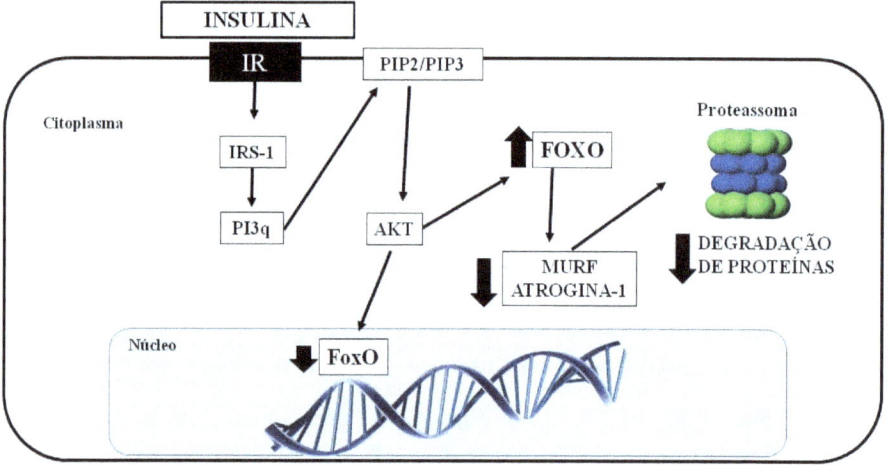

Legenda: A Insulina ao se ligar em seu receptor de membrana (IR) promove ativação do substrato do receptor de insulina, o IRS-1. Em seguida ocorre ativação da proteína PI3quinase que ativa na membrana celular as proteínas PIP2 e PIP3 e depois ocorre a ativação da proteína AKT. Com AKT ativada o fator de transcrição denominado FOXO é translocado do DNA (núcleo celular) para o citoplasma celular, reduzindo a expressão das enzimas MURF e ATROGINA-1. Com estas enzimas inibidas ocorre uma diminuição na atividade do proteassoma e, como consequência, redução na degradação de proteínas musculares em aminoácidos.

Portanto, um dos efeitos positivos que a dieta rica em carboidratos e o superávit calórico geram sobre a hipertrofia muscular é devido ao aumento na produção da Insulina que exerce um efeito anti-catabólico no músculo esquelético.

*Cortisol*

O hormônio Cortisol é produzido na glândula suprarrenal ou adrenal. Este hormônio é estimulado principalmente em resposta ao estresse e a redução da glicose no sangue (glicemia). Uma das principais funções do Cortisol no metabolismo é evitar a hipoglicemia durante o período de jejum. Para isso ocorrer, este hormônio aumenta a degradação de proteínas no músculo esquelético fornecendo o aminoácido Alanina que é direcionado para o fígado e por meio da gliconeogênese este aminoácido é convertido em glicose. Isso significa que o Cortisol aumenta no sangue em condições de jejum prolongado, exercício físico e estresse. Entretanto, o balanço calórico e a quantidade de carboidratos na dieta também podem modular a produção de Cortisol, sendo que dietas hipocalóricas e a restrição de carboidratos (*low carb*) podem potencializar a produção deste hormônio (CALBET et al., 2017; WALDMAN et a., 2018).

Vamos agora compreender como o Cortisol pode aumentar o catabolismo muscular, ou seja, o processo de degradação de proteínas. O Cortisol é um hormônio esteroide, isso significa que a ação deste hormônio ocorre por meio de um receptor localizado no citoplasma celular. O Cortisol atravessa a membrana plasmática e se liga em seu receptor no citoplasma, denominado receptor de glicocorticoide (GR). Após a ligação o Cortisol e receptor GR são direcionados para o núcleo celular para interagir com a fita de DNA e promover um aumento da transcrição gênica de proteínas envolvidas no catabolismo muscular, como FOXO, MURF e ATROGINA-1 (BRAUN et al., 2015). Portanto, o Cortisol aumenta a atividade do proteassoma conforme demonstrado na figura 2.

Figura 2. Mecanismo que o Cortisol aumenta a degradação de proteínas musculares no proteassoma

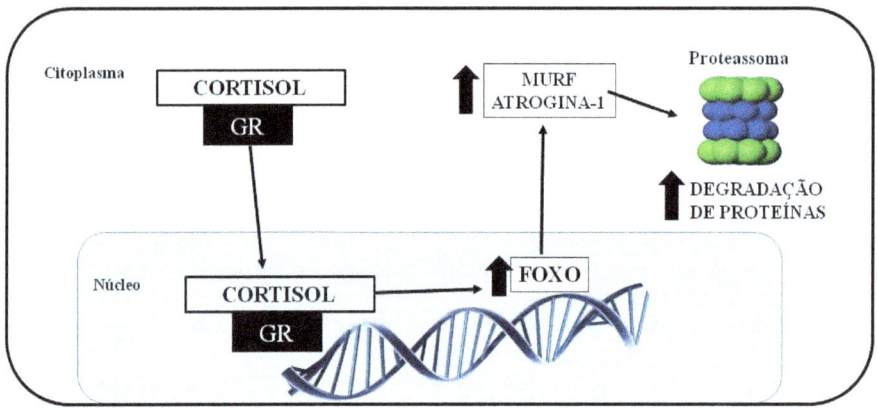

Legenda: O Cortisol atravessa a membrana plasmática da célula muscular e liga no receptor de glicocorticoide (GR) localizado no citoplasma. O hormônio Cortisol e o receptor GR são direcionados para o núcleo celular para interagir com a fita de DNA e aumentar a transcrição gênica de FOXO que por sua vez aumenta a expressão das enzimas MURF e ATROGINA-1, elevando a atividade do proteassoma e a degradação de proteínas contráteis em aminoácidos.

Portanto, outra função dos carboidratos e do superávit calórico sobre a hipertrofia muscular é por meio da redução do Cortisol, sendo que a menor produção do Cortisol diminui a atividade do proteassoma, gerando um efeito anti-catabólico.

*Testosterona*

A Testosterona é um hormônio que controla a massa muscular devido aos seus efeitos anabólicos e anti-catabólicos. Isso significa que a concentração de Testosterona no sangue gera uma importante influência na hipertrofia muscular. No sangue, a

Testosterona pode ser transportada de três maneiras: 1) Testosterona livre; 2) Testosterona ligada na proteína albumina; 3) Testosterona ligada em uma proteína denominada Globulina Ligadora de Hormônios Sexuais (SHBG). A Testosterona livre e a Testosterona ligada na albumina são consideradas Testosterona biodisponível, ou seja, é a Testosterona que vai agir e estimular a hipertrofia muscular. Entretanto, a Testosterona ligada no SHBG é considerada Testosterona inativa, indicando que aumentar a concentração de SHBG no sangue pode reduzir à quantidade de Testosterona biodisponível limitando assim a resposta hipertrófica. Em contrapartida, a redução do SHBG pode favorecer o crescimento muscular por haver maior disponibilidade de Testosterona ativa.

Mas qual a influência dos carboidratos e do balanço calórico sobre a Testosterona? A produção do SHBG acontece no fígado, sendo que o hormônio Insulina pode reduzir a produção do SHBG. Uma dieta pobre em carboidratos e hipocalórica está associada a um aumento na concentração sanguínea de SHBG e uma redução de Testosterona (CALBET et al., 2017; CANGEMI et al., 2010; MAESTU et al., 2010). Estes efeitos podem ser explicados devido a uma redução drástica na produção da Insulina (STRAIN et al., 1994). Mas, uma dieta rica em carboidratos, com superávit calórico (consumo energético maior que gasto) eleva a produção da Insulina, no qual gera uma redução na produção hepática de SHBG, aumentando a disponibilidade de Testosterona no sangue. Todas estas alterações fisiológicas geram um ambiente mais favorável para ocorrer à hipertrofia muscular conforme demonstrado na figura 3.

Figura 3: Influência dos carboidratos sobre o metabolismo da testosterona

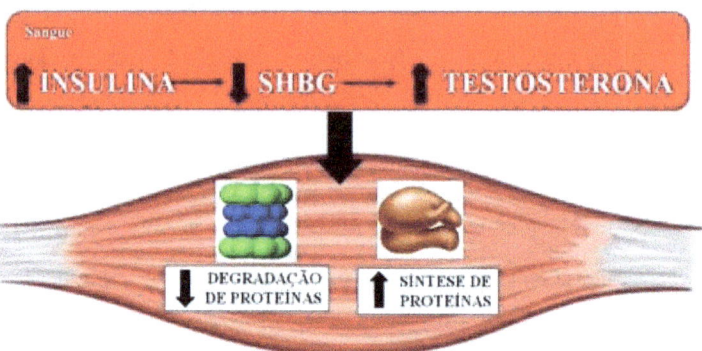

Legenda: A dieta rica em carboidratos e o superávit calórico aumenta a produção da Insulina. Com a insulina elevada ocorre redução na produção hepática do SHBG, aumentando a disponibilidade de Testosterona no sangue. Este ambiente favorece a hipertrofia muscular por reduzir a degradação de proteínas no proteassoma e aumentar a síntese de proteínas nos ribossomos.

O mecanismo no qual a Testosterona gera aumento da massa muscular é multifatorial. A Testosterona age na célula muscular por meio do receptor androgênico (AR), sendo que após a ligação da Testosterona ao AR, ambos são direcionados para o núcleo celular para ocorrer à interação com a fita do DNA e aumentar a transcrição de genes relacionados ao processo de síntese de proteínas contráteis, como a mTOR. Além disso, a Testosterona pode aumentar o número de receptores androgênicos, ribossomos e mionúcleos no músculo esquelético (SINHA-HIKIM et al., 2003).

Portanto, manter a concentração plasmática de testosterona dentro dos limites fisiológicos é essencial para ter o balanço nitrogenado positivo (ROSSETTI et al., 2007), sendo que a dieta rica em carboidratos e o superávit calórico podem ser elementos nutricionais essenciais para isso ocorrer e fazer com que o ganho massa muscular seja otimizado.

*Glicogênio Muscular*

O conteúdo de glicogênio muscular exerce uma importante função sobre o processo de síntese e degradação de proteínas. A redução do glicogênio muscular pode aumentar a ativação de uma proteína denominada AMPK, ou também chamada de proteína quinase ativada por AMP (IMPEY et al., 2018). A ativação da AMPK aumenta durante o exercício físico com a finalidade de acelerar a ressíntese do ATP. Basicamente, a ativação da AMPK é potencializada quando os níveis de ATP na célula muscular estão baixos, ou seja, quando o exercício físico é praticado, porém, quando o estoque de glicogênio está baixo a ativação da AMPK é maior ainda.

Uma das maneiras que a AMPK acelera a ressíntese de ATP é por meio da inibição da proteína mTOR e do processo de síntese de proteínas contráteis nos ribossomos, sendo que ao inibir os ribossomos menor é o gasto de ATP. Associado a isso, a AMPK aumenta a degradação de proteínas no proteassoma através da ativação de FOXO, que é translocado para o DNA (núcleo) e eleva a transcrição das enzimas que ativam o proteassoma como a MURF e ATROGINA-1. Entendam que a inibição síntese de proteínas e a ativação da degradação proteica por AMPK têm como principal finalidade acelerar a formação do ATP. Um estudo conduzido por Howarth e colaboradores (2010) investigou a influência do conteúdo de glicogênio muscular sobre a síntese e degradação de proteínas durante e após o exercício físico em homens treinados. Os resultados demonstraram que na condição em que o glicogênio muscular estava reduzido a taxa de síntese proteica muscular foi menor, bem como ocorreu um aumento na taxa de degradação proteica, indicando uma forte influência do conteúdo de glicogênio muscular nos processos de anabolismo e catabolismo muscular. Por isso, uma dieta *low carb* sustentada por vários dias pode manter o estoque de glicogênio muscular constantemente baixo, refletindo em maior ativação de AMPK e consequentemente aumento do catabolismo e redução do anabolismo muscular.

Diante da influência do glicogênio muscular sobre o anabolismo e catabolismo muscular, a dieta rica em carboidratos mantém o estoque de glicogênio elevado, resultando em uma menor ativação da AMPK e com isso maior eficiência da síntese proteica e atenuação da degradação proteica, como demonstrado na figura 4.

Figura 4: Importância de manter o estoque de glicogênio muscular elevado para otimizar a hipertrofia

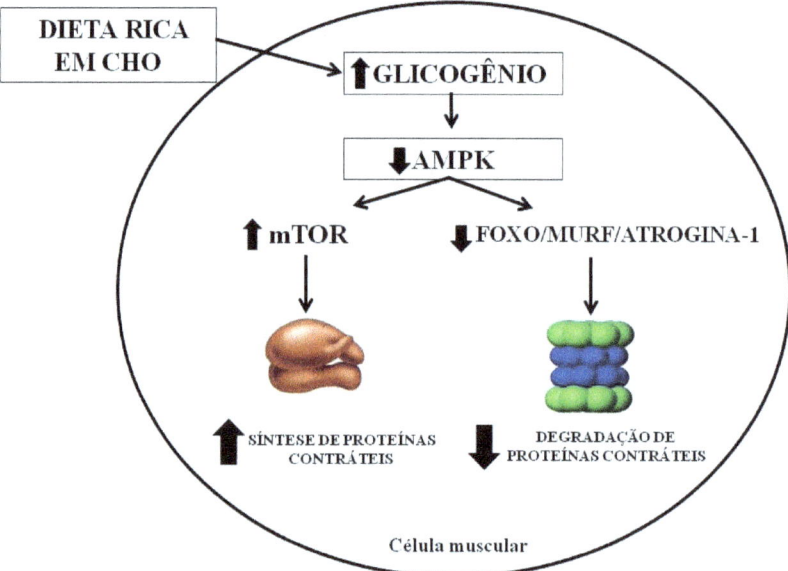

Legenda: A dieta rica em carboidratos mantém o estoque de glicogênio elevado, resultando em uma menor ativação da proteína AMPK. A redução na atividade da AMPK gera um ambiente favorável para maior síntese de proteínas no ribossomo e menor degradação de proteínas no proteassoma.

*Desempenho*

O desempenho no treinamento resistido interfere diretamente em uma variável muito importante para induzir a hipertrofia muscular, que é o volume total ou a carga total levantada. Esta variável é quantificada pelo número total de repetições multiplicada pela carga (Volume total = repetições totais x carga). As evidências científicas vêm demonstrando que a hipertrofia muscular gerada pelo treinamento resistido pode ser dependente do volume total (SCHOENFELD et al., 2017). Isto significa que qualquer alteração na capacidade de levantar peso ou realizar repetições influencia o volume total, e como consequência a hipertrofia muscular.

A fadiga muscular afeta negativamente o volume total. O termo "fadiga" refere-se à redução na capacidade do músculo esquelético em produzir força, ou seja, durante o treino o músculo perde a eficiência contrátil, reduzindo assim o desempenho (assunto detalhado no capítulo 6). A baixa quantidade de carboidratos na dieta pode reduzir o desempenho no treinamento resistido principalmente por diminuição do estoque de glicogênio muscular. Um dos principais motivos que o baixo conteúdo de glicogênio muscular afeta o desempenho é devido à redução na função do retículo sarcoplasmático em liberar o cálcio (mais detalhes no capítulo 6), sendo que a baixa disponibilidade de cálcio reduz a efetividade da interação entre os filamentos de Actina e Miosina, reduzindo a produção de força. Ortenblad et al. (2011) demonstraram que a restauração do glicogênio via alimentação de carboidratos melhorou a eficiência do retículo sarcoplasmático em liberar cálcio 4 horas após o exercício, enquanto na ausência de ingestão de carboidratos a taxa de liberação de cálcio pelo retículo sarcoplasmático permaneceu deprimida em 77%. Em acordo com estes achados, Leveritt e colaboradores (1999) observaram uma redução na capacidade de realizar repetições durante o agachamento a 80% de 1RM quando o glicogênio muscular estava reduzido por restrição de carboidratos.

Uma recente revisão de literatura demonstra resultados interessantes sobre a influência dos carboidratos sobre o desempenho no treinamento resistido (CHOLEWA et al., 2019). O aumento na ingestão de carboidratos após um período de restrição (carb up) aumentou o desempenho na força máxima (ou seja, teste de 1RM durante uma competição de powerlifting) e também resistência muscular. Dado que o volume total está intimamente relacionado à hipertrofia muscular, a dieta rica em carboidratos pode ser especialmente importante para resultados de hipertrofia simplesmente por aumentar o desempenho no treino.

**Carboidratos no pré-treino?**

A ingestão de carboidratos no pré-treino acaba não sendo uma prioridade quando a dieta é rica em carboidratos, principalmente quando o estoque de glicogênio muscular estiver preenchido. O glicogênio muscular é um dos principais substratos energéticos para o treinamento resistido e em muitos casos na ausência da ingestão de carboidratos no pré-treino o desempenho não é tão afetado assim, pois com o glicogênio muscular elevado a demanda energética é suprida. Muitas pessoas fazem o treinamento resistido logo ao acordar e acabam utilizando a refeição antes de dormir como pré-treino, pois acordam sem apetite e ingerir uma elevada quantidade de carboidratos neste momento pode gerar desconforto gastrointestinal durante o treino. Caso o indivíduo treine com alto volume e que seja percebida uma queda no desempenho, é interessante testar uma ingestão de carboidratos líquidos antes do treino pela manhã.

Por outro lado, algumas pessoas poderão sentir desconforto durante o treino se não houver a ingestão de carboidratos no pré-treino, devido à glicemia baixa. Por exemplo, um estudo conduzido por Bin Naharudin e colaboradores (2019) demonstrou que realizar o treinamento resistido sem a ingestão do café da manhã reduziu o número de repetições executadas até a falha concêntrica no agachamento comparado a condição com a ingestão do café da manhã. No entanto, é importante lembrar que esses participantes tinham o hábito de consumir o café da manha e ao retirar essa refeição o desempenho no treino foi menor.

Eu, particularmente, exponho que a ingestão de carboidratos no pré-treino deve ser analisada caso a caso, e depende de fatores como: horário que se realiza a sessão de treino, se há ou não desconforto gastrointestinal durante o treino (no caso de ingestão de carboidratos no pré-treino), entre outras questões. Ou seja, é muito individual, sendo realmente o mais importante é a dose diária de carboidratos ingerida, e não apenas uma única refeição.

Em pessoas treinadas, em que o volume de treino é alto, a glicemia elevada durante o treino por ingestão de carboidratos no pré-treino pode ser importante para otimizar o desempenho. Conforme recomendado na revisão de Cholewa e colaboradores (2019), a ingestão de carboidratos no pré-treino pode ser importante para pessoas que realizam treino com duração mais longa (> 50 min), maior volume (> 10 séries) e intensidade moderada (50-75% 1RM). Uma única sessão de treinamento resistido pode reduzir em torno de 24 a 40% o conteúdo de glicogênio muscular (KOOPMAN et al., 2006). O principal mecanismo que explica a melhora do desempenho pela ingestão de carboidratos no pré-treino é atribuído ao efeito poupador no glicogênio muscular (CHOLEWA et al., 2019), uma vez que a depleção do glicogênio gera fadiga e redução na produção de força muscular (ORTENBLAD et al., 2011), conforme detalhado anteriormente. Uma estratégia de distribuição de carboidratos na dieta que pode ser utilizada na fase de hipertrofia em indivíduos avançados e que treinam em alto volume, é priorizar os carboidratos do dia próximo ao treino (mais detalhes nos próximos tópicos).

Já relacionado ao metabolismo das proteínas musculares, embora o catabolismo muscular durante o treinamento resistido aumente, a prioridade para fazer energia sempre será mais evidente para a glicose e ácidos graxos, ou seja, o uso de aminoácidos para gerar energia durante o treino é baixo, principalmente quando a dieta é rica em carboidratos. Por este motivo, é desnecessário se preocupar com a degradação de proteínas durante o treino, pois o mais importante é que ao final do dia o músculo esquelético sintetizou mais proteínas do que degradou, caracterizando o balanço nitrogenado positivo.

Claro que durante o treinamento resistido ocorre redução da síntese de proteínas nos ribossomos, pois neste momento a prioridade é gerar energia. Isto significa que durante o treino o catabolismo (degradação de proteínas) supera o anabolismo (síntese de proteínas). O principal mecanismo que explica a redução do anabolismo muscular é atribuído ao aumento na ativação da proteína intracelular AMPK, que exerce uma inibição na mTOR e como consequência redução na síntese proteica nos ribossomos. Portanto, durante o treino ocorre ativação da AMPK que reduz a síntese de proteínas, no entanto, após o treino a síntese proteica é elevada devido aos efeitos do treinamento resistido, conforme foi detalhado no capítulo 1.

Além disso, o catabolismo de proteínas contráteis em aminoácidos aumenta durante o treino. Isso significa que a atividade do proteassoma é maior durante o exercício, pois neste momento os aminoácidos podem ser utilizados para a geração de energia. O aumento do catabolismo durante o treino pode ser explicado por alterações hormonais que ocorrem no exercício, como a redução da Insulina e o aumento do Cortisol. A Insulina bloqueia a degradação de proteínas e o Cortisol estimula, porém durante a sessão de treino a concentração de Insulina no sangue é baixa e do Cortisol é maior, fazendo com que FOXO seja direcionado para o núcleo celular para aumentar a produção das enzimas MURF e ATROGINA-1, que são ativadores da organela proteassoma, responsável em degradar as proteínas contráteis do músculo em aminoácidos. Associado a isso, durante o treino ocorre redução do estoque de glicogênio muscular, aumentando a ativação da AMPK, que também transloca FOXO para o núcleo celular. Lembrando que o aumento do catabolismo durante o treino não tem impacto para reduzir a massa muscular, mas o que realmente pode interferir é o contexto geral da dieta, como o balanço calórico, a quantidade de proteínas, gorduras e carboidratos.

Alguns estudos têm demonstrado que a ingestão de carboidratos no pré-treino pode gerar um ambiente hormonal que favorece uma redução da degradação de proteínas musculares durante o treino. Ao ingerir carboidratos no pré-treino ocorre aumento da glicemia, e como consequência ocorre um aumento na produção da Insulina e uma redução de Cortisol, ou seja, a ingestão de carboidratos garante uma maior concentração de Insulina e uma menor concentração de Cortisol durante o treino (BIRD, et al., 2006; SMITH et al., 2018). Com este perfil hormonal (mais Insulina e menos Cortisol) a hipótese é que o catabolismo muscular durante o treino é atenuado.

Além disso, o aumento da glicemia por meio da ingestão de carboidratos no pré-treino também leva a uma menor depleção do glicogênio muscular, ou seja, quando a glicemia está elevada menor o uso do glicogênio muscular, caracterizando o efeito poupador dos carboidratos sobre o glicogênio muscular. Basicamente, se existe bastante glicose no sangue, menos o organismo necessita do glicogênio muscular para produzir energia durante o exercício. O atraso na redução do glicogênio muscular pode levar a uma menor ativação da AMPK, sendo que este pode ser outro possível mecanismo em que a ingestão de carboidratos pode atenuar a degradação de proteínas durante o treino.

**Carboidratos no pós-treino?**

Ingerir carboidratos no pós-treino não é uma regra, pois o mais importante para a hipertrofia muscular é a dose de carboidratos ingeridos durante o dia. É muito comum ver praticantes de musculação ingerindo carboidratos no pós-treino com a finalidade de elevar a produção da insulina para otimizar o anabolismo muscular (síntese de proteínas nos ribossomos). Porém, como detalhado anteriormente, a ingestão de carboidratos associado à proteína não potencializou a síntese proteica no pós-treino, indicando que os carboidratos não tem a função de maximizar a síntese de proteínas nos ribossomos no pós-treino.

Mas qual o papel dos carboidratos no pós-treino? A função primária dos carboidratos no pós-treino é gerar a reposição do glicogênio muscular. O aumento da glicemia aumenta a produção da Insulina que em seguida estimula a captação de glicose para o meio intramuscular. Uma parte da glicose que entra na célula muscular é direcionada para a formação de glicogênio por meio da enzima glicogênio sintase, sendo esta enzima ativada quando a Insulina se liga em seu receptor na membrana da célula muscular. Em casos que a reposição do glicogênio é prioridade algumas estratégias podem ser adotadas: ingestão de carboidratos (0.8 g / kg / h) com preferência por fontes de carboidratos com índice glicêmico alto (> 70) combinado com proteínas (0.2-0.4g/kg /h) e adição de cafeína (3-8 mg / kg) no pós-treino. Estas estratégias são muito utilizadas em atletas que realizam duas sessões de treino no mesmo dia e necessitam de uma reposição mais acelerada do glicogênio muscular.

Outra estratégia muito comum é usar a refeição pós-treino para consumir alimentos palatáveis com uma alta carga glicêmica (doces). Existem alguns pontos positivos dessa estratégia que merecem ser destacados, como o efeito recompensa e a aderência à dieta. Por exemplo, sabendo que após o treino terá um tipo de refeição muito saborosa a chance do indivíduo se dedicar ao máximo no treino é maior (efeito recompensa). Essa estratégia também pode acelerar a reposição do glicogênio muscular, pois neste momento a sensibilidade à insulina é maior e a atividade da enzima glicogênio sintase é alta (enzima responsável pela síntese de glicogênio), sendo que boa parte da glicose que está no sangue será direcionada para formar o glicogênio no músculo. Algumas pessoas acham que essa estratégia pode gerar ganho de gordura corporal, porém quando o glicogênio está baixo e a sensibilidade à insulina é alta (condição no pós-treino), boa parte da glicemia é direcionada para formar glicogênio no músculo e não para a lipogênese (conversão de glicose em ácidos graxos no tecido adiposo).

Já relacionado ao efeito dos carboidratos no pós-treino sobre a degradação de proteínas (catabolismo) os estudos ainda são um pouco inconclusivos. Alguns estudos demonstraram que após o treinamento resistido a expressão de proteínas responsáveis em ativar o catabolismo no proteassoma como o fator de trancrição FOXO e as enzimas MURF e ATROGINA-1 se mantém elevada (LOUIS, 2007; PHILLIPS et al., 1997). Isto significa que ao terminar o treino a degradação de proteínas está ainda um pouco maior e a hipótese é que a ingestão de carboidratos neste momento seria uma opção para reduzir rapidamente o catabolismo muscular.

Os estudos que examinam o papel da ingestão de carboidratos no pós-treino variam, mas indicam que a ingestão de carboidratos em uma dose baixa (menor de 40 g) não foi suficiente para reduzir o catabolismo de proteínas contráteis (KOOPMAN et al., 2007; RASMUSSEN et al., 2000). Por outro lado, uma dose elevada de carboidratos no pós-treino (100g) gerou redução da degradação de proteínas contráteis após o treino (BØRSHEIM et al., 2004), indicando que possivelmente é necessário uma dose elevada de carboidratos no pós-treino para suprimir o catabolismo muscular nas primeiras horas após a sessão. Uma estratégia muito utilizada em indivíduos bem treinados ou atletas na fase de hipertrofia é direcionar uma das maiores doses de carboidratos do dia no pós-treino, utilizando alimentos com carga glicêmica elevada (doces, suco de uva integral, suco de laranja, etc.).

**Como distribuir os carboidratos para a hipertrofia?**

A recomendação para a ingestão diária de carboidratos para a hipertrofia muscular é de 4 a 7g/kg de peso corporal. No capítulo 5 teremos detalhes de como realizar o cálculo para os macronutrientes, sendo que o objetivo neste momento é discutir os diferentes tipos de estratégias para distribuir os carboidratos nas refeições ao longo do dia. Vamos imaginar que uma pessoa de 80 kg terá que consumir os carboidratos na dose de 5g/kg de peso corporal, ou seja, a ingestão será de 400g de carboidratos durante o dia. As tabelas abaixo demonstram alguns exemplos de distribuição de carboidratos ao longo do dia em diferentes condições

Tabela 1. Exemplo de distribuição de carboidratos com a prioridade no pré e pós-treino.

|  | Refeição 1 | Refeição 2 | Refeição 3 (pré-treino) | Refeição 4 (pós-treino) | Refeição 5 |
|---|---|---|---|---|---|
| **Dose de CHO (g)** | 66,6 | 66,6 | 100 | 100 | 66,6 |

Observem que as refeições pré-treino e pós-treino obtiveram a dose maior de carboidratos no dia. Esta estratégia busca direcionar o carboidrato próximo ao treino com a finalidade de elevar a glicemia durante o treino para otimizar o desempenho em treinos volumosos, e garantir uma rápida reposição do glicogênio muscular após a sessão de treinamento. Esse tipo de estratégia de distribuição pode ser interessante para indivíduos avançados que treinem com alto volume e se sentem confortável com a elevada ingestão de carboidratos no pré-treino. Lembrando que no pós-treino pode ser usado carboidratos de alta carga glicêmica (doces, suco de uva integral, suco de laranja, etc,) para facilitar a ingestão, pois em muitos casos o apetite é baixo neste momento.

Caso o objetivo seja repor o glicogênio muscular rapidamente, a ingestão de cafeína (3-6mg/kg) após o treino pode ser uma boa estratégia.

Agora vamos imaginar uma pessoa que treina no período da manhã e apresente desconforto gastrointestinal ao ingerir grandes quantidades de carboidratos ao acordar, usando o mesmo exemplo acima (para uma ingestão diária de 400g de carboidratos).

Tabela 2. Exemplo de distribuição de carboidratos para pessoas que treinam ao acordar.

|  | Refeição 1 (pós-treino) | Refeição 2 | Refeição 3 | Refeição 4 | Refeição 5 (pré-treino) |
|---|---|---|---|---|---|
| Dose de CHO (g) | 75 | 75 | 75 | 75 | 100g |

Observem que neste exemplo a ingestão de carboidratos é de 400g/dia, porém a maneira de distribuição está diferente do exemplo anterior. A refeição pré-treino com maior quantidade de carboidratos foi realizada na refeição que antecede o período de sono. Lembrando que a ingestão de carboidratos no pré-treino acaba não sendo uma prioridade quando a dieta é rica em carboidratos, principalmente quando o estoque de glicogênio muscular estiver preenchido. Caso o indivíduo treine com alto volume ou que seja percebida uma queda no desempenho, é interessante testar uma ingestão de carboidratos líquidos antes do treino pela manhã.

Vamos para outro exemplo demonstrado na tabela 3, utilizando a mesma dose de carboidratos (400g/dia). Em alguns casos o apetite é muito baixo após o treino e como não há necessidade de recuperar rapidamente o glicogênio muscular, este pós-treino pode ser realizado com proteínas (exemplo: Whey Protein concentrado) e a ingestão de carboidratos pode ser realizada nas próximas refeições. Lembrando que o mais importante é a dose diária de carboidratos, sendo que uma refeição como o pós-treino não é o fator mais determinante do resultado final.

Tabela 3. Exemplo de distribuição de carboidratos ao longo do dia para pessoas que terminam o treino com baixo apetite

|  | Refeição 1 | Refeição 2 | Refeição 3 (pré-treino) | Refeição 4 (pós-treino) | Refeição 5 |
|---|---|---|---|---|---|
| **Dose de CHO (g)** | 90 | 100 | 100 | 10 | 100 |

Observem que neste exemplo a refeição pós-treino é baixa em carboidratos, pois o indivíduo termina o treino com baixo apetite e neste momento a prioridade é ingerir proteínas. No exemplo, pode ser utilizado o Whey Protein devido à praticidade e por ser líquido, mas não há diferença se o pós-treino for realizado com refeições sólidas ou líquidas.

A distribuição dos carboidratos ao longo do dia também pode ser feito de maneira homogênea, ou seja, a mesma dose de carboidratos em todas as refeições. Por isso, cabe ao profissional saber direcionar a melhor estratégia para cada pessoa levando em conta a condição do paciente. Lembrando que neste tópico foi utilizado um exemplo para contextualizar as estratégias, sendo que há necessidade de realizar o cálculo dos macronutrientes de acordo com o gasto energético diário total de cada indivíduo, conforme será detalhado no capítulo 5.

**Referências**

ABDULLA, H. et al. Role of insulin in the regulation of human skeletal muscle protein synthesis and breakdown: a systematic review and meta-analysis. **Diabetologia** v. 59, n.1, p. 44-55, 2016.

BRAUN, T. P; MARKS, D. L. The regulation of muscle mass by endogenous glucocorticoids. **Frontiers in physiology**, v. 6, p. 12, 2015.

BIRD, S. P et al., Effects of liquid carbohydrate/essential amino acid ingestion on acute hormonal response during a single bout of resistance exercise in untrained men. **Nutrition**, v. 22, n. 4, p. 367-375, 2006.

CALBET, J. A. L. et al. Exercise preserves lean mass and performance during severe energy deficit: the role of exercise volume and dietary protein content. **Frontiers in physiology**, v. 8, p. 483, 2017.

CANGEMI, R. et al. Long-term effects of calorie restriction on serum sex-hormone concentrations in men. **Aging cell**, v. 9, n. 2, p. 236-242, 2010.

CHOLEWA, J. M et al. Carbohydrate restriction: Friend or foe of resistance-based exercise performance? **Nutrition**, v. 60, p. 136-146, 2019.

GLASS, D. J. Signalling pathways that mediate skeletal muscle hypertrophy and atrophy. **Nature cell biology**, v. 5, n. 2, p. 87-90, 2003.

HOWARTH, K. R. et al. Effect of glycogen availability on human skeletal muscle protein turnover during exercise and recovery. **Journal of Applied Physiology**, v. 109, n. 2, p. 431-438, 2010.

IMPEY, S. G. et al. Fuel for the work required: a theoretical framework for carbohydrate periodization and the glycogen threshold hypothesis. **Sports Medicine**, v. 48, n. 5, p. 1031-1048, 2018.

KOOPMAN, R. et al. Intramyocellular lipid and glycogen content are reduced following resistance exercise in untrained healthy males. **European journal of applied physiology**, v. 96, n. 5, p. 525-534, 2006.

KOOPMAN, R. et al. Coingestion of carbohydrate with protein does not further augment postexercise muscle protein synthesis. **American Journal of Physiology-Endocrinology and Metabolism**, v. 293, n. 3, p. E833-E842, 2007.

LEVERITT, M; ABERNETHY, P. J. Effects of carbohydrate restriction on strength performance. **The Journal of Strength & Conditioning Research**, v. 13, n. 1, p. 52-57, 1999.

MÄESTU, J. et al. Anabolic and catabolic hormones and energy balance of the male bodybuilders during the preparation for the competition. **The Journal of Strength & Conditioning Research**, v. 24, n. 4, p. 1074-1081, 2010.

NAHARUDIN, M. N. B. et al. Breakfast omission reduces subsequent resistance exercise performance. **The Journal of Strength & Conditioning Research**, v. 33, n. 7, p. 1766-1772, 2019.

ØRTENBLAD, N. et al. Role of glycogen availability in sarcoplasmic reticulum $Ca^{2+}$ kinetics in human skeletal muscle. **The Journal of physiology**, v. 589, n. 3, p. 711-725, 2011.

RASMUSSEN, B. B. et al. An oral essential amino acid-carbohydrate supplement enhances muscle protein anabolism after resistance exercise. **Journal of applied physiology,** v. 88, n. 2, p. 386-392, 2000.

RIBEIRO, A. S. et al. Effects of different dietary energy intake following resistance training on muscle mass and body fat in bodybuilders: a pilot study. **Journal of Human Kinetics**, v. 70, n. 1, p. 125-134, 2019.

ROSSETTI, M. L. et al. Androgen-mediated regulation of skeletal muscle protein balance. **Molecular and cellular endocrinology**, v. 447, p. 35-44, 2017.

SANCHEZ, A. M. J. et al. FoxO transcription factors: their roles in the maintenance of skeletal muscle homeostasis. **Cellular and Molecular Life Sciences**, v. 71, n. 9, p. 1657-1671, 2014.

SINHA-HIKIM, I. et al. Testosterone-induced muscle hypertrophy is associated with an increase in satellite cell number in healthy, young men. **American Journal of Physiology-Endocrinology and Metabolism**, v. 285, n. 1, p. E197-E205, 2003.

SCHOENFELD, B. J. et al. Dose-response relationship between weekly resistance training volume and increases in muscle mass: A systematic review and meta-analysis. **Journal of sports sciences**, v. 35, n. 11, p. 1073-1082, 2017.

SMITH, J. W. et al. Effects of carbohydrate and branched-chain amino acid beverage ingestion during acute upper body resistance exercise on performance and postexercise hormone response. **Applied Physiology, Nutrition, and Metabolism**, v. 43, n. 5, p. 504-509, 2018

STRAIN, G. et al. The relationship between serum levels of insulin and sex hormone-binding globulin in men: the effect of weight loss. **The Journal of Clinical Endocrinology & Metabolism**, v. 79, n. 4, p. 1173-1176, 1994.

WALDMAN, H. S. et al. Effects of a 15-day low carbohydrate, high-fat diet in resistance-trained men. **The Journal of Strength & Conditioning Research**, v. 32, n. 11, p. 3103-3111, 2018.

# CAPÍTULO 4

## GORDURAS

Neste capítulo você irá aprender sobre:

- O efeito das gorduras sobre a síntese de proteínas musculares;
- A influência do ômega-3 na hipertrofia muscular;
- A influência do tipo de gordura na sensibilidade à Insulina;
- O efeito das gorduras no metabolismo da Testosterona;
- A recomendação de gorduras para a hipertrofia muscular;
- As estratégias de distribuição das gorduras nas refeições.

**Introdução**

As gorduras ingeridas na dieta exercem importantes funções no organismo, como reserva energética, formação das membranas celulares, síntese de vitamina D e de hormônios esteroides como a Testosterona. Existem alguns tipos de gorduras que encontramos nos alimentos, como a gordura saturada, gordura monoinsaturada, gordura poli-insaturada e gordura trans, sendo que os efeitos dessas gorduras no organismo podem ser diferentes. Por isso, quando falamos em saúde, e também em hipertrofia muscular, é importante considerar não apenas a quantidade de gorduras ingerida na dieta, mas também a qualidade da gordura ingerida.

Relacionado à hipertrofia muscular, iremos compreender o impacto da combinação de gorduras e proteínas na mesma refeição sobre a síntese proteica muscular. Além disso, a ciência vem demonstrando que uma dieta de baixa ingestão de gorduras pode afetar o metabolismo da testosterona, e o tipo de gordura ingerida pode também influenciar a sensibilidade à Insulina, ou seja, a capacidade da insulina em agir nas células. Portanto, o objetivo deste capítulo é fornecer um conhecimento teórico e prático sobre a influência das gorduras na hipertrofia muscular.

**As gorduras podem estimular a síntese de proteínas?**

As proteínas são o principal macronutriente para aumentar a síntese de proteínas nos ribossomos, entretanto, alguns estudos indicam que o aumento da síntese de proteínas no músculo pode ser otimizado quando há a combinação de gorduras e proteínas na mesma refeição. Por exemplo, a ingestão de ovos é frequentemente utilizada em praticantes do treinamento resistido, sendo que a gema representa cerca de 40% das proteínas do ovo, possui gorduras, vitaminas e minerais. Sendo assim, será que a combinação de gorduras com proteínas em uma refeição (exemplo: ovos inteiros) pode aumentar mais o anabolismo muscular do que uma refeição apenas composta por proteínas (clara do ovo)? Um estudou comparou os efeitos da ingestão de ovos inteiros versus somente a clara do ovo sobre o processo de síntese proteica muscular após uma sessão de treinamento resistido em homens jovens. Depois do exercício resistido, os participantes consumiram ovos inteiros (18g de proteína e 17g de gordura), ou claras de ovos (18 g proteína e 0 g de gordura). A biópsia muscular foi realizada para quantificar a síntese de proteínas musculares. Os resultados demonstraram que a ingestão de ovos inteiros foi mais eficiente para elevar a síntese de proteínas musculares comparado às claras de ovos, ou seja, a combinação de proteínas e gorduras potencializou o efeito anabólico no músculo.

Portanto, a combinação de gorduras e proteínas na dieta pode otimizar a síntese de proteínas no músculo, mas ainda é necessário mais estudos sobre esse tema.

**Ômega-3 potencializa a hipertrofia?**

O ômega-3 são ácidos graxos poli-insaturados (PUFA), sendo que existem três principais formas alimentares de ômega 3: ácido alfa-linolênico (ALA), ácido eicosapentaenoico (EPA) e ácido docosahexaenóico (DHA). ALA é considerado um ácido graxo essencial da dieta, o que significa que não pode ser sintetizado em humanos. ALA pode ser encontrada em um conjunto relativamente limitado de alimentos, incluindo nozes, sementes e seus óleos (principalmente sementes de linhaça e chia). Os níveis circulantes e teciduais de EPA e DHA são determinados principalmente pelo consumo alimentar, com óleo de peixe, sendo a principal fonte alimentar de EPA e DHA. A dose de ômega-3 utilizado em estudos científicos fica em torno de 1- 3g por dia, sendo que a suplementação crônica de ômega-3 tem demonstrado eficiência em melhorar a sensibilidade à Insulina (AKINKUOLIE et al., 2011), melhorar o perfil lipídico (ZULYNIAK et al., 2016) e reduzir marcadores inflamatórios (HAGHIAC et al., 2015), como a proteína C reativa.

Pensando em hipertrofia muscular, as evidências científicas que avaliaram a influência da suplementação de ômega-3 mostram resultados distintos. Estudos que avaliaram o efeito da suplementação de ômega-3 sobre a síntese de proteínas mostraram resultados contraditórios: alguns estudos encontraram melhorias na síntese proteica e na resposta anabólica (SMITH et al., 2011; TACHTSIS et al., 2018), enquanto outros não mostraram aumento na síntese proteica (DA BOIT et al., 2017). Hayward e colaboradores (2016) submeteram 28 mulheres destreinadas em três grupos, todas realizaram um protocolo supervisionado de exercícios resistidos: 1) controle; 2) dieta rica em proteínas mais suplementação de ômega-3 e; 3) dieta rica em proteínas mais suplementação de ômega-3 e creatina monohidratada. O protocolo do estudo durou 8 semanas. Os resultados não mostraram efeitos benéficos nos ganhos de massa magra para a suplementação de ômega-3.

Diante disso, a hipótese que o ômega-3 potencializa a hipertrofia muscular ainda não é totalmente confirmada (ROSSATO et al., 2020), porém a ingestão crônica de ômega-3 tem diversos benefícios relacionados à saúde como a redução de proteínas inflamatórias e consequentemente melhora na sensibilidade à Insulina, como será detalhado no próximo tópico.

**Tipos de gorduras, inflamação e resistência à insulina**

Quando falamos que ocorreu um aumento na inflamação ou um aumento no processo inflamatório, estamos indicando que há uma elevada quantidade e expressão de proteínas de caráter inflamatório naquele local. As principais proteínas de caráter inflamatório são o Fator de Necrose Tumoral Alfa (TNFα) e a Interleucina-6 (IL-6).

Quando essas proteínas estão em excesso, como em casos de obesidade, podem levar a diversos prejuízos na saúde, como a resistência à Insulina.

O termo resistência à Insulina indica que este hormônio está com sua ação prejudicada, ou seja, a Insulina liga em seu receptor na membrana celular, mas não consegue ativar as proteínas intracelulares e assim não consegue exercer seus efeitos de maneira eficiente. Por exemplo, uma das funções da Insulina é estimular a captação de glicose do sangue para o meio intracelular do tecido muscular e adiposo por meio da translocação do transportador de glicose tipo 4 (GLUT-4). Se houve um aumento da resistência à Insulina, o GLUT-4 não consegue ser translocado até a membrana celular e a glicose não entra na célula, resultando em hiperglicemia. Por esse motivo ocorre o aumento da glicemia em jejum em algumas pessoas com sobrepeso e obesidade, pois com o aumento da resistência à Insulina a captação de glicose para o meio intracelular é prejudicada.

Outro exemplo prático é o consumo excessivo de calorias (bulk sujo) quando o objetivo é hipertrofia muscular. O excesso de calorias proveniente do consumo elevado de gorduras trans e gorduras saturadas podem reduzir a sensibilidade à Insulina. Um estudo verificou que a ingestão calórica excessiva (6.000 kcal/dia, por uma semana) gerou um rápido ganho de peso e diminuição da sensibilidade à Insulina em homens saudáveis (BODEN et al., 2015). Estes resultados indicam que o excesso de calorias na dieta leva a uma piora na capacidade da Insulina agir, sendo que isso pode contribuir mais para o ganho de gordura corporal do que para o ganho de massa muscular.

Vamos compreender agora como o tipo de gordura na dieta pode afetar a produção de proteínas inflamatórias e a sensibilidade à Insulina. Para as células produzirem as proteínas inflamatórias (TNFα e IL-6) é necessário ativar um fator de transcrição chamado de Fator Nuclear Kappa B (NFKB). Ao ser ativado, o NFKB é direcionado para o núcleo da célula e ao se ligar na fita de DNA promove a formação das proteínas inflamatórias (TNFα e IL-6). Isso significa que quando o objetivo é reduzir a inflamação é necessário inibir o NFKB.

A ativação do NFKB nas células do organismo pode ser modulada de acordo com o tipo de gordura ingerida na dieta. A gordura saturada, presente principalmente em alimentos de origem animal, podem ativar o NFKB, aumentando a produção de TNFα e IL-6, enquanto que o ômega-3 pode inibir o NFKB e reduzir a inflamação. O ácido graxo saturado pode agir em diversos tecidos do organismo por um receptor chamando de *Toll Like Receptor*-4 (TLR-4) e ativar no meio intracelular algumas proteínas como a IKK. Após ser ativada, a proteína IKK transloca o NFKB para o núcleo celular (DNA) e assim inicia a formação das proteínas inflamatórias (TNFα e IL-6) e a resistência à Insulina pode aumentar, conforme demonstrado na figura 1. Por isso, o excesso de gordura saturada na dieta pode elevar a inflamação e consequentemente uma piora na sensibilidade à Insulina.

Figura 1: Mecanismo que o ácido graxo saturado aumenta a produção de proteínas inflamatórias.

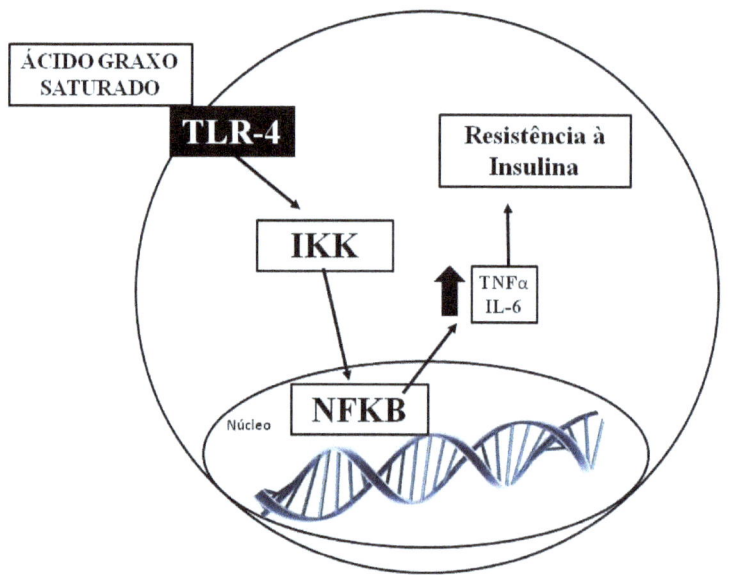

Legenda: O ácido graxo saturado pode agir por um receptor chamando de *Toll Like Receptor-4* (TLR-4) e ativar no meio intracelular algumas proteínas como a IKK. Após ser ativada, a proteína IKK transloca o NFKB para o núcleo celular (DNA) e assim inicia a formação das proteínas inflamatórias (TNFα e IL-6) e a resistência à Insulina pode aumentar.

Já o ômega-3 pode atuar também em diversos tecidos do organismo (músculo, adiposo, células imunes, neurônios etc), porém por outro receptor chamado de GPR120, sendo que a ligação dos ácidos graxos ômega-3 ao GRP120 gera a inibição do NFKB e como consequência redução na formação de proteínas inflamatórias, como a TNFα e IL-6 (figura 2). Reparem que na figura 2 o NFKB não está no núcleo celular, ou seja, quando o NFKB é inibido ele fica no citoplasma e assim não gera a produção de TNFα e IL-6.

Figura 2: Mecanismo que o ômega-3 gera efeitos anti-inflamatórios.

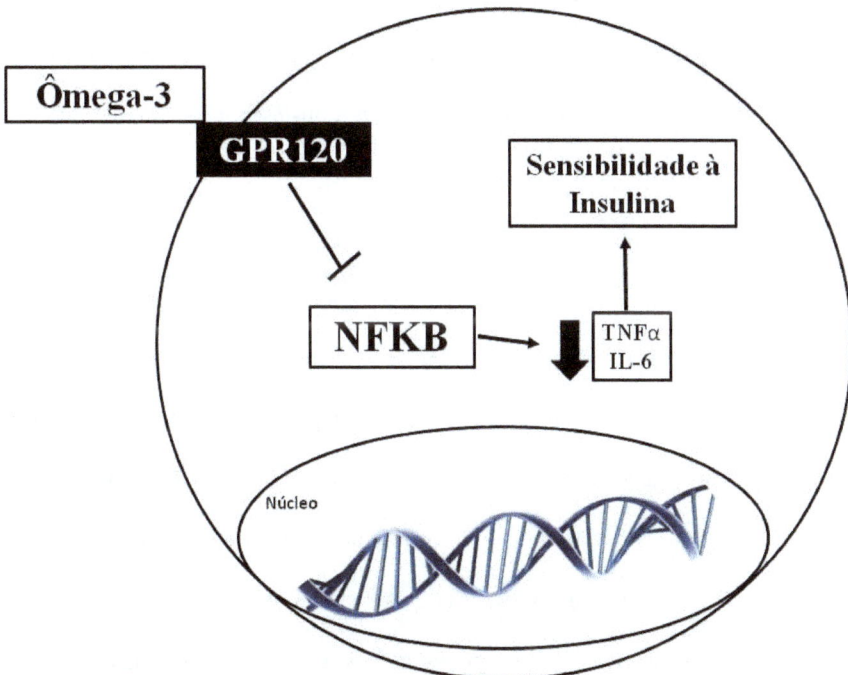

Legenda: O ômega-3 pode atuar por outro receptor chamado de GPR120, sendo que a ligação dos ácidos graxos ômega-3 ao GRP120 gera a inibição do NFKB e como consequência redução na formação de proteínas inflamatórias. A diminuição das proteínas inflamatórias pode deixar a Insulina mais sensível.

Ter a Insulina mais sensível pode levar a mais benefícios relacionados à hipertrofia muscular. Como foi detalhado no capítulo 3, a Insulina age no músculo esquelético reduzindo a atividade do proteassoma e a degradação de proteínas (catabolismo). Em condições de resistência à Insulina acentuada, como no diabetes, pode ocorrer aumento do catabolismo muscular no proteassoma e gerar a redução da massa muscular. Em outras palavras, o aumento da sensibilidade à insulina que indica uma maior ativação de AKT e eficiência na captação de glicose para a célula muscular pode aumentar a capacidade da Insulina em bloquear o catabolismo muscular. Por isso, na fase de hipertrofia é muito importante aumentar a sensibilidade à insulina através de uma dieta com mais qualidade, ou seja, ingestão de alimentos considerados "funcionais" como as frutas, vegetais, cacau, canela, açafrão da terra, pimenta, gengibre, chia, grãos e uma boa proporção de gorduras saturadas e insaturadas. As recomendações da FAO/OMS é que as gorduras na dieta sejam distribuídas da seguinte forma: gordura saturada: até 10% das calorias totais; gorduras poli-insaturadas: 6-10% das calorias totais (sendo 1-2% de ômega-3 e 5-8% de ômega-6) e; Gorduras trans devem ser evitadas.

**Influência das gorduras da dieta sobre a testosterona**

A testosterona é um hormônio esteroide que possui o colesterol em sua estrutura química. Alguns estudos demonstram que a redução na ingestão de gorduras (dieta *low fat*) pode limitar a formação de colesterol e reduzir a concentração de testosterona no sangue. Por exemplo, a redução da gordura da dieta de ~30-40% para ~15-25% resultou em reduções significativas, porém modestas, dos níveis de testosterona (DORGAN et al., 1996;WANG et al., 2005). No entanto, ainda não está claro se as alterações da testosterona, dentro da faixa da normalidade, afetam o ganho de massa muscular significativamente (MORTON et al., 2018).

Além disso, parece que a dose de gorduras da dieta pode afetar a disponibilidade de testosterona biodisponível. A testosterona no sangue pode ser transportada de três maneiras: 1) testosterona livre; 2) testosterona ligada à proteína albumina e; 3) testosterona ligada na proteína SHBG. A testosterona biodisponível é aquela que está na forma livre e a ligada na albumina, sendo que a testosterona ligada ao SHBG é indisponível. Por isso, aumentar a concentração plasmática de SHBG pode reduzir a disponibilidade de testosterona biodisponível. Um estudo demonstrou que após consumir uma dieta com alto teor de gordura (maior que 100 g de gordura/dia por duas semanas) a concentração de colesterol plasmático aumentou, enquanto a concentração de SHBG diminuiu. No mesmo estudo foi verificado que alterar a dieta de uma com alto teor de gordura para outra com baixo teor de gordura (menos de 20 g de gordura/dia) por mais um período de duas semanas resultou em uma redução significativa da concentração de colesterol plasmático e aumento na concentração de SHBG no sangue (REED et al., 1987).

Portanto, a quantidade de gorduras na dieta pode afetar o metabolismo da testosterona. Dietas com baixa ingestão de gorduras podem diminuir a concentração total de testosterona e aumentar a concentração de SHBG, diminuindo a disponibilidade de testosterona biodisponível.

**Qual a recomendação de gorduras para a hipertrofia?**

Com base nas evidências atuais, a recomendação é que as gorduras representem em torno de 20-35% de calorias da dieta, em conformidade com as recomendações do American College of Sports Medicine, o que equivaleria a aproximadamente 0.5-1.5

g/kg/dia (IRAKI, et al., 2019). Agora vamos aos exemplos de distribuição das gorduras nas refeições. Se uma pessoa de 80 kg consumir 1g/kg/dia terá que ingerir 80g de gorduras no dia. Lembrando que isso é um exemplo, sendo necessário calcular para cada indivíduo a dose de gorduras diárias, conforme detalhado no capítulo 5. A tabela abaixo demonstra um exemplo na distribuição de gorduras nas refeições ao longo do dia, supondo que o indivíduo realize o treino no período da manhã.

Tabela 1. Exemplo de distribuição de gorduras durante o dia.

|  | Refeição 1 (pré-treino) | Refeição 2 (pós-treino) | Refeição 3 | Refeição 4 | Refeição 5 |
|---|---|---|---|---|---|
| Dose de proteínas (g) | 10 | 10 | 20 | 20 | 20 |

Observem que as refeições pré-treino e pós-treino obtiveram a menor dose de gorduras. Essa estratégia pode ser usada em combinação com a estratégia de priorizar os carboidratos no pré e pós treino em pessoas avançadas, que realizam um treino volumoso. O consumo mais baixo de gorduras nestas refeições tem como propósito reduzir o efeito da saciedade, para que o consumo elevado de carboidratos seja possível. É importante lembrar que em muitos casos após o treino o apetite é baixo, dificultando ainda mais o consumo elevado de gorduras neste período.

A distribuição das gorduras ao longo do dia pode ser feita também de maneira homogênea, ou seja, a mesma dose de gorduras em todas as refeições. Pois, o mais importante é atingir a dose diária de gorduras estipulada, e a maneira de distribuição não é o fator mais importante para o ganho de massa muscular.

# Referências

AKINKUOLIE, A. O. et al. Omega-3 polyunsaturated fatty acid and insulin sensitivity: a meta-analysis of randomized controlled trials. **Clinical nutrition**, v. 30, n. 6, p. 702-707, 2011.

BODEN, G. et al. Excessive caloric intake acutely causes oxidative stress, GLUT4 carbonylation, and insulin resistance in healthy men. **Science translational medicine**, v. 7, n. 304, p. 304re7-304re7, 2015.

DORGAN, Joanne F. et al. Effects of dietary fat and fiber on plasma and urine androgens and estrogens in men: a controlled feeding study. **The American journal of clinical nutrition**, v. 64, n. 6, p. 850-855, 1996.

HAGHIAC, M. et al. Dietary omega-3 fatty acid supplementation reduces inflammation in obese pregnant women: a randomized double-blind controlled clinical trial. **PloS one**, v. 10, n. 9, 2015.

HAYWARD, S. et al. Effects of a high protein and omega-3-enriched diet with or without creatine supplementation on markers of soreness and inflammation during 5 consecutive days of high volume resistance exercise in females. **Journal of sports science & medicine**, v. 15, n. 4, p. 704, 2016.

IRAKI, J. et al. Nutrition recommendations for bodybuilders in the off-season: A narrative review. **Sports**, v. 7, n. 7, p. 154, 2019.

MORTON, R. W. et al. Muscle androgen receptor content but not systemic hormones is associated with resistance training-induced skeletal muscle hypertrophy in healthy, young men. **Frontiers in physiology**, v. 9, p. 1373, 2018.

REED, M. J. et al. Dietary lipids: an additional regulator of plasma levels of sex hormone binding globulin. **The Journal of Clinical Endocrinology & Metabolism**, v. 64, n. 5, p. 1083-1085, 1987.

ROSSATO, L. T.; SCHOENFELD, B. J.; DE OLIVEIRA, E. P. Is there sufficient evidence to supplement omega-3 fatty acids to increase muscle mass and strength in young and older adults?. **Clinical Nutrition**, v. 39, n. 1, p. 23-32, 2020.

SMITH, G. I. et al. Dietary omega-3 fatty acid supplementation increases the rate of muscle protein synthesis in older adults: a randomized controlled trial. **The American journal of clinical nutrition**, v. 93, n. 2, p. 402-412, 2011.

TACHTSIS, B. et al. Potential roles of n-3 PUFAs during skeletal muscle growth and regeneration. **Nutrients**, v. 10, n. 3, p. 309, 2018.

ZULYNIAK, Michael A. et al. Fish oil regulates blood fatty acid composition and oxylipin levels in healthy humans: A comparison of young and older men. **Molecular nutrition & food research**, v. 60, n. 3, p. 631-641, 2016.

WANG, Christina et al. Low-fat high-fiber diet decreased serum and urine androgens in men. **The Journal of Clinical Endocrinology & Metabolism**, v. 90, n. 6, p. 3550-3559, 2005.

# CAPÍTULO 5

## BALANÇO CALÓRICO E CÁLCULO DA DIETA PARA A HIPERTROFIA

Neste capítulo você irá aprender sobre:
- A influência do balaço calórico na síntese de proteínas musculares;
- A importância do balanço calórico positivo para a hipertrofia;
- As mudanças no perfil hormonal durante o déficit e superávit calórico;
- Os cálculos para estimar o gasto energético em repouso;
- O cálculo para estimar o gasto energético total;
- Os cálculos para quantificar os macronutrientes da dieta para a hipertrofia.

**Introdução**

O balanço calórico da dieta pode influenciar diretamente a resposta hipertrófica do indivíduo. Isso significa que para um indivíduo ganhar massa muscular no máximo é necessário o balanço calórico positivo, ou seja, a pessoa precisa sustentar por vários dias uma ingestão calórica maior do que o gasto energético diário total. Existem estudos demonstrando que é possível aumentar a massa muscular durante o déficit calórico em pessoas iniciantes na musculação, mas se o objetivo é ganhar massa muscular no máximo ou o indivíduo é treinado, será necessário o superávit calórico para potencializar os resultados.

Além disso, a composição dos macronutrientes da dieta também pode interferir na resposta hipertrófica, sendo necessário calcular corretamente a quantidade de carboidratos, proteínas e gorduras para que as adaptações musculares sejam otimizadas. Portanto, o objetivo deste capítulo é descrever a importância do balanço calórico positivo para maximizar a hipertrofia muscular, bem como detalhar os cálculos para estimar corretamente o gasto energético diário total, a ingestão calórica e a composição dos macronutrientes da dieta.

**Balanço calórico, perfil hormonal e hipertrofia muscular**

O balanço calórico positivo significa que o indivíduo está com a ingestão calórica maior que o gasto energético diário total, ou seja, a pessoa está comendo mais calorias do que gastando. Por exemplo, se uma pessoa tem um gasto calórico total de 2.500 kcal/dia e está ingerindo 3.000 kcal/dia, o balanço calórico é positivo de 500 kcal, indicando que essa pessoa está em superávit calórico. Alguns estudos vêm demonstrando que o balanço calórico positivo tem efeitos anabólicos, sendo uma variável que interfere diretamente na taxa de síntese e degradação de proteínas musculares.

Por exemplo, alguns estudos observaram uma redução na taxa de síntese de proteínas muscular em poucos dias de déficit energético (gasto energético diário maior que consumo energético). Pasiakos e colaboradores (2010) demonstraram que jovens saudáveis submetidos a 10 dias de déficit calórico obtiveram uma redução de 1 kg de peso corporal e diminuição de 16% na taxa de síntese de proteínas musculares em repouso, mesmo consumindo uma dieta hiperproteica (1.5g/kg/dia). Achados semelhantes foram observados após 5 dias de déficit calórico, resultando em uma redução de ~ 30% na taxa de síntese de proteínas musculares e diminuição na ativação de mTOR e proteínas que regulam a síntese proteica no músculo (ARETA et al., 2014). Portanto, quando pessoas são submetidas a um déficit calórico, em poucos dias a capacidade do músculo em sintetizar proteínas contráteis (Actina e Miosina) diminui. Por este motivo, é essencial que a dieta forneça um superávit calórico quando o objetivo é ganhar massa muscular no máximo.

As modificações hormonais que acontecem durante o déficit calórico podem explicar a redução da síntese de proteínas (anabolismo) e o aumento na degradação proteica (catabolismo). Conforme detalhado no capítulo 3, uma dieta com déficit calórico e com baixa quantidade de carboidratos diminui a produção de Insulina, reduz a concentração plasmática de Testosterona, bem como aumenta a produção do SHBG, levando a uma menor disponibilidade de Testosterona biodisponível. Concomitantemente, o déficit calórico pode aumentar a produção de Cortisol, o hormônio que ativa o proteassoma e a degradação de proteínas musculares.

Outro hormônio anabólico que pode ser modulado pelo balanço calórico é o Fator de Crescimento Semelhante à Insulina-1 (IGF-1), sendo que esse hormônio ao ser ligar em seu receptor na membrana da célula muscular ativa a proteína mTOR e aumenta a taxa de síntese proteica. Devido à esse efeito anabólico, manter normalizado a concentração plasmática de IGF-1 é muito importante para potencializar a hipertrofia muscular. Estudos indicam que o déficit calórico diminui a produção de IGF-1 e isso poderá reduzir a taxa de síntese de proteínas musculares. O Hormônio do Crescimento (GH) estimula a produção do IGF-1 no fígado que age de maneira sistêmica, mas o GH também estimula a produção de IGF-1 no músculo esquelético, que atua de maneira local. Em condições de déficit calórico a produção de IGF-1 diminui, e uma das maneiras que o organismo reage para evitar uma redução drástica de IGF-1 é aumentando a produção do GH. Muitas pessoas acham que esse aumento de GH favorece a hipertrofia mesmo em déficit calórico, ou durante uma estratégia de jejum intermitente, mas isto não é verdade, pois o hormônio que realmente é anabólico é o IGF-1 e que nestas situações está com a concentração plasmática menor.

Um estudo comparou a influência do déficit calórico e do superávit calórico por sete dias combinado com treinamento resistido sobre a concentração sanguínea de IGF-1 em homens saudáveis. Após os sete dias, houve uma redução na concentração sérica de IGF-1 no grupo que estava em déficit calórico, porém no grupo que estava em superávit calórico o IGF-1 não foi alterado (NEMET et al., 2004). Este estudo mostra a importância do superávit calórico para manter estável a concentração sanguínea de IGF-1 e com isso fazer com que a resposta hipertrófica seja otimizada. Portanto, para evitar um perfil hormonal desfavorável para a hipertrofia muscular o superávit calórico é necessário, conforme demonstrado na figura 1.

Figura 1: Perfil hormonal que favorece a hipertrofia muscular em superávit calórico

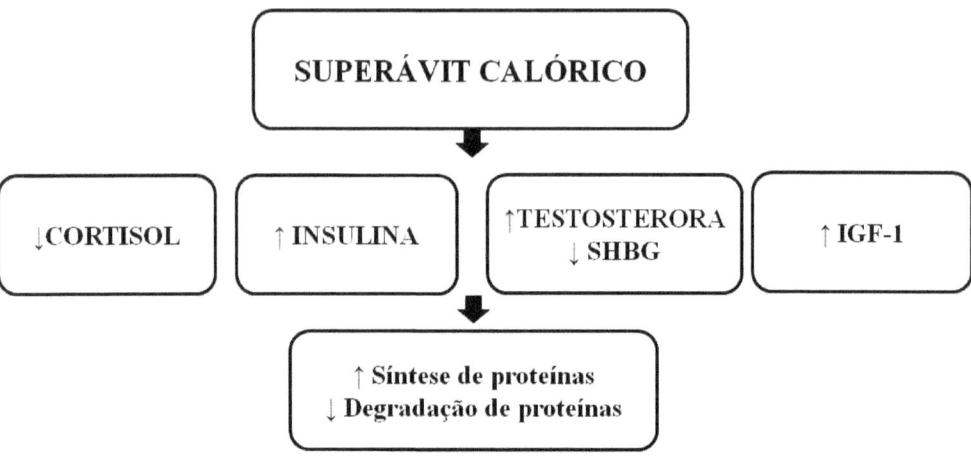

É importante destacar que ganho de massa muscular pode acontecer quando uma pessoa está em déficit energético, porém isso ocorre em pessoas iniciantes (que iniciam a prática do treinamento resistido) e ainda adotam uma dieta hiperproteica. Agora, se o objetivo é ganhar massa muscular no máximo ou o indivíduo é bem treinado (avançado) será necessário o superávit calórico para potencializar os resultados. Por exemplo, um estudo demonstrou que os atletas de fisiculturismo que consumiram mais calorias na dieta (67.5 kcal/kg/dia) ganharam mais massa muscular e gordura corporal comparado aos atletas que consumiram menos calorias na dieta (50.1 kcal/kg/dia). O mais interessante deste estudo foi que no grupo que consumiu mais calorias foi por ingerir mais carboidratos (12.9g/kg/dia), sendo que no outro grupo a ingestão de carboidratos foi menor (8g/kg/dia) (RIBEIRO et al., 2019). Este estudo demonstra a importância do superávit calórico e dos carboidratos para promover a hipertrofia muscular no máximo. Outro ponto importante deste estudo é que o ganho de gordura também pode acontecer quando o superávit calórico é maior, por isso é necessário ter cautela com o excesso na ingestão calórica, conforme detalhado abaixo.

Alguns critérios podem ser utilizados para definir o tamanho do superávit calórico, como a quantidade de gordura corporal atual e a genética. Em pessoas que estão com maior quantidade de gordura corporal e o objetivo seja ganhar massa muscular no máximo, pode ser utilizado um superávit calórico modesto de 200-500 kcal, assim o ganho de gordura corporal será minimizado. Já em pessoas com baixo percentual de gordura, boa sensibilidade à Insulina e o objetivo seja ganhar massa muscular no máximo, o superávit calórico pode ser um pouco mais robusto, ou seja, acima de 500 kcal. Além disso, a genética pode ser levada em consideração: em pessoas que tem maior dificuldade de ganhar massa muscular e ainda apresentam pouca gordura corporal, o superávit calórico acima de 500 kcal pode ser adotado.

Importante destacar que o monitoramento dos resultados é necessário para saber se a estratégia adotada está surtindo efeitos. Por exemplo, a avaliação das dobras cutâneas, percentual de gordura e massa gorda deve ser realizada a cada determinado período de tempo para monitorar se o indivíduo está ganhando muita gordura ou não, e avaliar a necessidade de ajuste no balanço calórico da dieta. Além disso, se o indivíduo ganhar peso corporal, necessariamente o gasto energético deste indivíduo aumenta, ou seja, com o ganho de peso é necessário ajustar a ingestão calórica para que o superávit calórico seja mantido. Caso houver mudanças no treino, como por exemplo, aumento no volume de treinamento, o gasto energético do indivíduo também irá aumentar, necessitando de ajuste na ingestão calórica.

**Calculando o gasto energético diário total**

O gasto energético total (GET) pode ser definido como a quantidade de energia (kcal) que um indivíduo gasta durante o dia. Basicamente existem quatro componentes do GET, sendo que cada componente tem a sua contribuição energética, conforme detalhado abaixo:

- Gasto energético em repouso: Contribuição em torno de 70% do GET e representa o gasto energético para a manutenção vital do organismo;
- Gasto energético em atividades diárias: Contribuição em torno de 15% do GET e representa o gasto energético durante atividades do dia a dia, como trabalho, lazer e locomoção;
- Efeito térmico dos alimentos: Contribuição em torno de 10% do GET e representa o gasto energético para realizar a digestão;
- Gasto energético em exercício: Contribuição em torno de 5% do GET e representa o gasto energético durante o treino.

O primeiro passo para calcular a dieta é determinar o gasto energético em repouso do indivíduo. Existem algumas equações que podem estimar o gasto energético em repouso, porém é importante saber escolher a melhor equação para cada indivíduo (FRANKENFIELD et al., 2005; TINSLEY et al, 2019), conforme detalhado abaixo:

*Equação de Harris-Benedict*

- Homens: Gasto energético em repouso (kcal) = 66 + (13,7 x peso em kg) + (5 x altura em cm) – (6,7 x idade em anos);
- Mulheres: Gasto energético em repouso (kcal) = 655 + (9,7 x peso em kg) + (1,8 x altura em cm) – (4,6 – idade em anos);
- Público-alvo para esta equação: pessoas saudáveis (não obesas) e levemente ativas.

*Equação de OMS/FAO*

- Homens: Gasto energético em repouso (kcal) = 15,3 x peso corporal em kg + 679;
- Mulheres: Gasto energético em repouso (kcal) = 14,7 x peso corporal em kg + 496;

- Público-alvo para esta equação: pessoas saudáveis (não obesas) e levemente ativas.

*Equação de Mifflin-St Joer*

- Homens: Gasto energético em repouso (kcal) = (10 x peso) + (6,25 x altura em cm) - (5 x idade em anos) + 5.
- Mulheres: Gasto energético em repouso (kcal) = (10 x peso) + (6,25 x altura em cm) - (5 x idade em anos) – 161.
- Público-alvo para esta equação: pessoas obesas, com sobrepeso e sedentárias.

*Equação de Tinsley*

- Ambos os sexos: Gasto energético em repouso (kcal) = (24,8 x peso corporal em kg) + 10;
- Público-alvo para esta equação: pessoas bem treinadas, atletas ou que apresentam um baixo porcentual de gordura.

Após o cálculo do gasto energético em repouso é necessário selecionar o fator de atividade física do indivíduo, pois o cálculo para estimar o GET é determinado pela multiplicação entre gasto energético em repouso com o fator de atividade física. A frequência semanal de treinos, a duração de cada sessão e a intensidade dos treinos são critérios para determinar o fator de atividade física do indivíduo.

Tabela 1. Valores médios do fator de atividade física para homens e mulheres.

|  | **AF leve** | **AF moderada** | **AF intensa** |
|---|---|---|---|
| Homens e mulheres | 1,40-1,69 | 1,70-1,99 | 2,0-2,4 |
| Valores médios | 1,55 | 1,85 | 2,2 |

Legenda: AF = fator de atividade física

Após selecionar o fator de atividade física de acordo com o histórico de treino do indivíduo, o próximo passo é estimar o gasto energético diário total através do cálculo abaixo:

- Gasto energético diário total (kcal) = GER x fator de atividade física.

**Calculando a dieta para a hipertrofia**

Neste tópico iremos realizar um exemplo de como calcular a dieta para a hipertrofia muscular. Para isso, pode ser utilizado o passo a passo demonstrado abaixo:

- Estimar o gasto energético em repouso;
- Selecionar o fator de atividade física;
- Calcular o gasto energético total;
- Selecionar o tamanho do superávit calórico para determinar o valor energético total (VET) da dieta;
- Calcular a ingestão calórica proveniente das proteínas;
- Calcular a ingestão calórica proveniente das gorduras;
- Preencher o restante do VET com carboidratos;
- Realizar a distribuição dos macronutrientes nas refeições.

Agora realizaremos um exemplo para que fique mais fácil o entendimento de como calcular a dieta para a hipertrofia muscular, utilizando um modelo proposto por Iraki e colaboradores (2019). Vamos utilizar como exemplo um homem eutrófico, com peso corporal de 75 kg, altura de 180 cm, idade de 25 anos e que realiza exercícios 4 a 5 vezes por semana com duração de 60 minutos cada sessão.

O primeiro passo é estimar o gasto energético em repouso, sendo que neste caso pode ser utilizada a equação de Harris-Benedict, conforme detalhado abaixo:

Gasto energético em repouso (kcal) = 66 + (13,7 x 75) + (5 x 180) – (6,7 x 25).

Gasto energético em repouso (kcal) = 66 + 1027,5 + 900 – 167,5

Gasto energético em repouso (kcal) = 1993,5 – 167,5

Gasto energético em repouso (kcal) = 1826

O próximo passo é estimar o GET através da multiplicação do gasto energético em repouso com o FA. Para este indivíduo podemos considerar um FA moderado, ou seja, 1,70.

Gasto energético diário total (kcal) = 1826 x 1,7

Gasto energético diário total (kcal) = 3.104

Lembrando que isso é uma estimativa, no qual pode haver subestimação ou superestimação do gasto energético diário total.

O próximo passo é determinar o valor energético total (VET) da dieta, no qual é necessário somar o GET com a quantidade calórica que queremos utilizar para atingir o superávit calórico. Neste caso, vamos adotar um superávit calórico de 500 kcal, considerando que o indivíduo é eutrófico e possui pouca gordura corporal. Portanto, o VET para este indivíduo será de 3.604 kcal.

Agora chegou o momento de determinar a quantidade de cada macronutriente na dieta. Primeiramente, vamos iniciar com as proteínas. Considerando o que foi mencionado no capítulo 2, a ingestão de proteínas para maximizar a hipertrofia deve ficar entre 1.6 a 2.2 g/kg/dia. Vamos adotar a ingestão proteica de 1.8 g/kg/dia para o indivíduo que estamos utilizando para exemplificar o cálculo da dieta. Neste momento é necessário multiplicar 1.8 pelo peso corporal e após isso determinar o valor calórico proveniente das proteínas, sendo que cada grama de proteína representa 4 kcal.

Lembrando que o exagero na dose de proteínas pode gerar muita saciedade e atrapalhar a ingestão de carboidratos e até mesmo elevar o efeito térmico dos alimentos e com isso dificultar atingir o superávit calórico.

Ingestão de proteínas no dia em gramas = 1.8 x 75 kg = 135g

Ingestão calórica das proteínas = 135g x 4 kcal = 540 kcal

Vamos agora calcular a quantidade de gorduras na dieta, bem como o valor energético que a ingestão de gorduras irá representar no VET. Conforme detalhado no capítulo 4, a recomendação de gorduras para a hipertrofia é em torno de 0.5 a 1.5g/kg/dia ou em torno de 25 a 35% do valor energético da dieta. Considerando o VET do exemplo de 3.604 kcal, 25% representam 901 kcal, sendo que ao dividir 901 kcal por 9 (1g de gordura representa 9 kcal) teremos o valor de ingestão diária de gorduras em gramas, que no caso é 100g. Para achar o valor em gramas por kg, basta dividir 100g pelo peso do indivíduo, no caso 75kg, sendo assim o valor é 1.3g/kg/dia, dentro das recomendações para a hipertrofia.

Já em relação aos carboidratos basta completar o VET. Para isso, é necessário primeiramente somar o valor energético das proteínas com as gorduras, sendo que neste exemplo teremos: 540 + 901 = 1.441 kcal. Após isso, deve-se subtrair este valor do VET, ou seja, 3.604 – 1.441, resultando em 2.163 kcal. Isso significa que 1.441 kcal é o valor energético das proteínas e gorduras e 2.163 kcal é o valor energético proveniente dos carboidratos que utilizaremos para atingir o VET desta pessoa.

Agora vamos calcular o valor de carboidratos em gramas. Para isso, primeiro é necessário dividir o valor calórico que falta para atingir o VET, que no caso é 2.163 kcal por 4 (1g de carboidrato representa 4 kcal), sendo que o resultado deste calculo é de

540g, sendo este valor a quantidade de carboidratos que o indivíduo irá ingerir no dia. Por fim, é necessário saber a quantidade de carboidratos em gramas por kg de peso corporal para verificar se está dentro das recomendações (4 a 7g/kg/dia) conforme detalhado no capítulo 3. Para isto, basta dividir o valor total em gramas, no caso 540g pelo peso corporal da pessoa, ou seja, 75kg. O resultado deste exemplo foi de 7g/kg/dia, ou seja, está dentro das recomendações de carboidratos para a hipertrofia. Na tabela 1 está o resumo dos macronutrientes e valor energético do indivíduo que usamos neste exemplo.

Tabela 1. Composição de macronutrientes e valor energético do indivíduo

|  | Proteínas | Gorduras | Carboidratos |
|---|---|---|---|
| **Gramas/dia** | 135 | 100 | 540 |
| **Gramas/kg** | 1.8 | 1.3 | 7.0 |
| **Kcal** | 540 | 901 | 2.163 |
| **VET** | | 3.604 kcal | |

Podemos verificar que os macronutrientes estão dentro das recomendações e o superávit calórico foi adotado para ocorrer à hipertrofia máxima. Lembrando que estes cálculos podem ser usados para achar a quantidade de cada macronutriente na dieta. O próximo passo é realizar a distribuição dos macronutrientes das refeições, conforme foi detalhado em cada capítulo de macronutrientes (capítulos 2, 3 e 4) e posteriormente os cardápios sejam montados.

**Referências**

ARETA, J. L. et al. Reduced resting skeletal muscle protein synthesis is rescued by resistance exercise and protein ingestion following short-term energy deficit. American **Journal of Physiology-Endocrinology and Metabolism,** v. 306, n. 8, p. E989-E997, 2014.

FRANKENFIELD, D. et al. Comparison of predictive equations for resting metabolic rate in healthy nonobese and obese adults: a systematic review. **Journal of the American Dietetic association,** v. 105, n. 5, p. 775-789, 2005.

IRAKI, J. et al. Nutrition recommendations for bodybuilders in the off-season: A narrative review. **Sports**, v. 7, n. 7, p. 154, 2019.

NEMET, D. et al. Negative energy balance plays a major role in the IGF-I response to exercise training. **Journal of Applied Physiology**, v. 96, n. 1, p. 276-282, 2004.

PASIAKOS, S. M. et al. Acute energy deprivation affects skeletal muscle protein synthesis and associated intracellular signaling proteins in physically active adults. **The Journal of nutrition**, v. 140, n. 4, p. 745-751, 2010.

RIBEIRO, A. S. et al. Effects of different dietary energy intake following resistance training on muscle mass and body fat in bodybuilders: a pilot study. **Journal of Human Kinetics**, v. 70, n. 1, p. 125-134, 2019.

TINSLEY, G. M. et al. Resting metabolic rate in muscular physique athletes: validity of existing methods and development of new prediction equations. **Applied Physiology, Nutrition, and Metabolism**, v. 44, n. 4, p. 397-406, 2019.

# CAPÍTULO 6

# BIOQUÍMICA DA FADIGA E SUPLEMENTAÇÃO

Neste capítulo você irá aprender sobre:
- Os mecanismos bioquímicos da fadiga muscular;
- A influência da acidose, da fosfocreatina e dos radicais livres sobre a fadiga;
- Efeito da suplementação de creatina sobre o desempenho;
- Efeito da suplementação de beta alanina e bicarbonato de sódio sobre o desempenho;
- Efeito da suplementação de vasodilatadores sobre o desempenho;
- Efeito da suplementação de cafeína sobre o desempenho;
- Efeito da suplementação de capsiate sobre o desempenho;
- Influência dos compostos bioativos sobre o desempenho.

## Introdução

O termo "fadiga" significa que houve uma redução na capacidade do músculo esquelético em produzir força. Por exemplo, no início da série o músculo tem uma boa capacidade de produzir força, por isso conseguirmos realizar as repetições, porém, com a execução das contrações musculares (repetições) ocorre a fadiga muscular e a força vai diminuindo até ocorrer à falha concêntrica. Outro exemplo é quando usamos pausas curtas entre séries, neste caso a fadiga é maior e o desempenho nas próximas séries acaba diminuindo. Portanto, neste capítulo iremos compreender primeiramente os causadores da fadiga muscular e os mecanismos bioquímicos que explicam a redução na capacidade do músculo em produzir força. Após isso, iremos conhecer os principais suplementos alimentares que são comprovados cientificamente para aumentar o desempenho no treinamento resistido.

## Princípios básicos da fadiga muscular

Para ocorrer às repetições durante as séries é necessário ter a interação entre os filamentos de Actina e Miosina para que ocorra a produção da força. Por isso, qualquer fator que atrapalhe a interação entre estes filamentos pode contribuir para a redução na capacidade do músculo em produzir força (fadiga). Mas antes de conhecer os causadores da fadiga, vamos compreender melhor o que faz o músculo produzir força. Para ocorrer à contração muscular e o movimento são necessários dois fatores: 1) disponibilidade de adenosina trifosfato (ATP), ou seja, energia e; 2) cálcio no citoplasma.

De acordo com a fisiologia da contração muscular, o ATP é necessário para promover a interação entre os filamentos de Actina e Miosina. Em outras palavras, é necessário energia para ocorrer o encurtamento do sarcômero. Durante o exercício físico, principalmente de alta intensidade, pode ocorrer redução dos níveis de ATP celular, sendo que a diminuição na disponibilidade de ATP reduz a interação entre os filamentos de Actina e Miosina e a produção de força muscular. Por este motivo, aumentar a capacidade do indivíduo em produzir ATP através de uma estratégia nutricional pode otimizar o desempenho no treino.

Além do ATP, o cálcio é essencial para ocorrer à contração muscular e a produção de força. O estímulo neural nas células musculares promove a liberação de cálcio no retículo sarcoplasmático, sendo que em seguida, o cálcio estimula a interação entre os filamentos de Actina e Miosina. Basicamente, a função dos neurônios é estimular a liberação de cálcio do retículo sarcoplasmático para que haja a contração muscular. Isto significa que qualquer prejuízo na liberação de cálcio pelo retículo sarcoplasmático diminui a produção de força muscular. Por isso, muitos estudos tem demonstrado que a redução de cálcio no citoplasma muscular está relacionada com uma menor produção de força, ou seja, a diminuição na função do retículo sarcoplasmático em liberar o cálcio é um dos principais mecanismos que explicam a fadiga periférica (ALLEN et al., 2008).

Portanto, nós iremos compreender nos próximos tópicos os principais fatores que podem atrapalhar a função do retículo sarcoplasmático em liberar cálcio durante o exercício e os fatores que podem diminuir os níveis de ATP celular. Através deste conteúdo você conseguirá entender com mais detalhes por qual motivo a fadiga muscular acontece.

**Como os íons de hidrogênio (H+) geram a fadiga?**

Um dos precursores da fadiga muscular são os íons de hidrogênio (H+), pois quando esses íons são acumulados na célula muscular geram uma condição de acidose, que significa uma diminuição no pH celular. Esta condição diminui a capacidade do músculo esquelético em produzir força. Muitos associam a fadiga ou a sensação de queimação muscular que acontece durante o treino com a liberação de ácido lático, entretanto, isso não é verdade. Primeiramente, o que encontramos no sangue é lactato e não o ácido lático. Segundo, a crença que o lactato gera fadiga acontece porque durante treinos intensos a concentração do lactato no sangue é alta. Porém o lactato elevado no sangue é um indicativo de que o exercício está usando muito o metabolismo glicolítico, pois o lactato é produto final da glicólise, ou seja, se está realizando muita glicólise mais lactato será produzido. Portanto, não é ácido lático e nem o lactato que geram fadiga, mas sim, em partes, a acidose gerada pelo acúmulo de íons H+.

Agora vamos compreender como os íons H+ promovem a fadiga muscular. Durante as repetições, a energia para ocorrer à contração muscular e produção de força acontece quando o ATP é hidrolisado (quebrado) em adenosina difosfato (ADP) e, posteriormente, o ADP pode ser quebrado em adenosina monofosfato (AMP), ou seja, a contração muscular e a produção de força para fazer o movimento na fase concêntrica dependem de energia, e essa energia vem da quebra do ATP. Mas, toda vez que o ATP é quebrado ocorre liberação de íons H+ na célula muscular, indicando que, quanto maior a quebra do ATP, mais íons H+ são liberados. Assim, durante as repetições no treinamento resistido acontece uma quebra constante de ATP em ADP e AMP, que consequentemente, leva ao acúmulo de íons H+ (SCHOENFELD, 2013). Observe na Figura 1 que o ATP ao ser quebrado em ADP há liberação de um íon H+ na célula. Isso significa que, quanto maior a quebra do ATP, mais H+ é liberado.

Figura 1: Reação de hidrólise do ATP para formar ADP, Pi (fosfato inorgânico), H+ (íons de hidrogênio) e liberação de energia para a contração muscular.

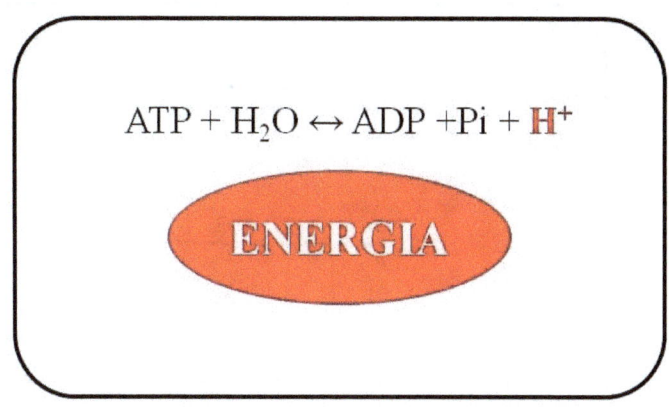

O acúmulo de íons H+ pode ocorrer principalmente quando o treino é realizado com pausas curtas entre séries (< 2min). Observe na figura 2 que durante as repetições os íons H+ são produzidos pela quebra de ATP, mas durante a pausa os íons H+ são removidos, indicando que se as pausas forem curtas entre séries, mais íons H+ são acumulados nas células musculares. Portanto, quando as repetições são executadas próximo ou até a exaustão, e as pausas entre as séries são curtas (< 2min) ocorre um grande acúmulo de íons H+. Isso explica, em partes, o motivo pelo qual este tipo de treino gera bastante fadiga. Outro ponto importante é que ao usar pausas curtas o desempenho diminui nas próximas séries, e isso, como já citado, pode ser explicado devido ao acúmulo de íons H+ (acidose).

Figura 2: Produção e remoção de íons de hidrogênio (H+) no treino

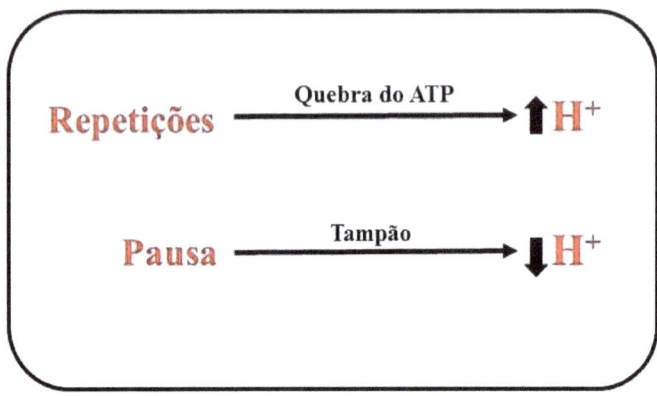

Legenda: Durante as repetições, a quebra constante de ATP em ADP e AMP promove um acúmulo de $H^+$ na célula muscular. No entanto, durante as pausas o $H^+$ pode ser removido pelo sistema tampão como, por exemplo, carnosina muscular, bicarbonato plasmático e ressíntese de PCr.

Conforme mencionado anteriormente, o acúmulo de íons H+ promove uma diminuição no pH, gerando uma condição de acidose muscular. A acidose (pH abaixo de 7,4) pode reduzir a capacidade do músculo em produzir força (CAIRNS et al., 2017). Mas como isso acontece? Primeiro, a redução do pH pode interferir na atividade de enzimas da glicólise, que são responsáveis para a formação do ATP. Basicamente ao reduzir o pH, a formação de ATP pode ser comprometida, e, com prejuízos na formação do ATP, a produção de força diminui.

Segundo, a acidose pode reduzir a função do retículo sarcoplasmático em liberar o cálcio, e, consequentemente, com menos cálcio há uma menor interação entre os filamentos de Actina e Miosina, reduzindo a produção de força muscular (ALLEN et al., 2008). Lembrando que o retículo sarcoplasmático tem uma grande importância para a contração muscular e produção de força justamente por liberar cálcio para que haja a interação entre os filamentos de Actina e Miosina.

Diante dos efeitos da acidose na força muscular, atrasar o acúmulo de H+ durante o exercício é uma boa estratégia para promover a melhora no desempenho, sendo que a suplementação de beta-alanina e bicarbonato de sódio vem sendo usadas para esta finalidade, conforme será discutido nos próximos tópicos.

**Como a redução do estoque de fosfocreatina muscular gera a fadiga?**

Associado ao acúmulo de íons $H^+$, a fadiga muscular pode ocorrer também devido à redução do estoque intramuscular de fosfocreatina (PCr). Durante as repetições no treinamento resistido, o principal substrato energético para formar o ATP é proveniente da PCr, pois, em uma única reação, a PCr é capaz de ressintetizar o ATP. Este sistema é conhecido como metabolismo anaeróbio alático ou ATP-CP, sendo o sistema mais rápido que fornece energia para as células musculares. Observem na Figura 3 que durante o trabalho muscular (repetições) a PCr é utilizada para sintetizar ATP, porém, durante a pausa entre séries o processo é inverso, ou seja, o ATP proveniente principalmente das mitocôndrias (metabolismo aeróbio) é usado para restaurar a PCr.

Figura 3: Reação química da fosfocreatina (PCr) para gerar ATP

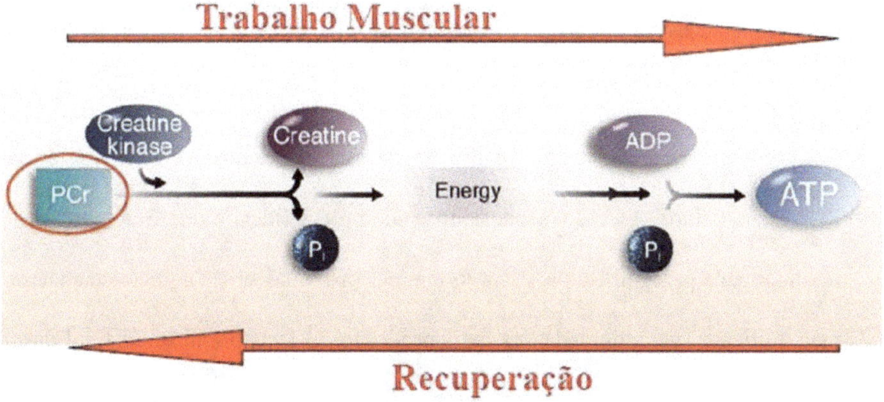

Legenda: Durante as repetições e durante a pausa, o ATP é utilizado para restaurar os estoques de PCr. Durante as repetições os estoques de PCr são utilizados para formar ATP para unir Actina com Miosina e a contração muscular acontecer. Durante a pausa, os estoques de PCr são restaurados por meio do ATP proveniente das mitocôndrias.

A depleção da PCr durante o exercício intenso pode acontecer em torno de 15-20 segundos (Figura 4), e a restauração completa de PCr durante a pausa entre séries pode acontecer geralmente entre 3 e 8 minutos.

Figura 4: Concentração de fosfocreatina (PCr) durante contração muscular intensa

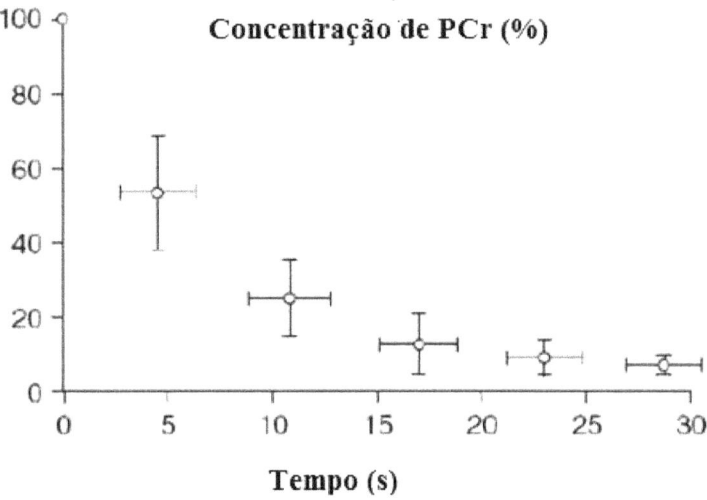

Legenda: A figura mostra que, após 15-20 segundos de exercício intenso ocorre redução dos estoques de PCr muscular. Após a execução de uma série no treinamento resistido, provavelmente há uma grande redução nos estoques de PCr, no qual a duração da pausa determinará se a restauração de PCr será completa ou incompleta.

Nesse contexto, após a realização de uma série, possivelmente os estoques de PCr estão baixos. E, caso a pausa for incompleta (menor que 3 minutos), a PCr é ressintetizada parcialmente e, desta forma, nas próximas séries a glicólise anaeróbia será mais utilizada, gerando cada vez mais produção do lactato (substrato final da glicólise anaeróbia). Mas, caso a pausa entre séries for longa, entre 3 a 5 minutos, a restauração da PCr pode ser completa, tornando uma dependência do sistema anaeróbio alático maior neste treino e uma produção menor de lactato (BAKER et al., 2010). A Figura 5 resume a importância da duração da pausa sobre a predominância do metabolismo energético. Assim, a duração da pausa pode determinar se o treino terá predominância do metabolismo anaeróbio alático (restauração completa de PCr nas pausas) ou anaeróbio lático (restauração incompleta de PCr nas pausas e maior dependência da glicólise).

Figura 5: Influência da duração da pausa sobre a predominância no metabolismo energético durante o treino

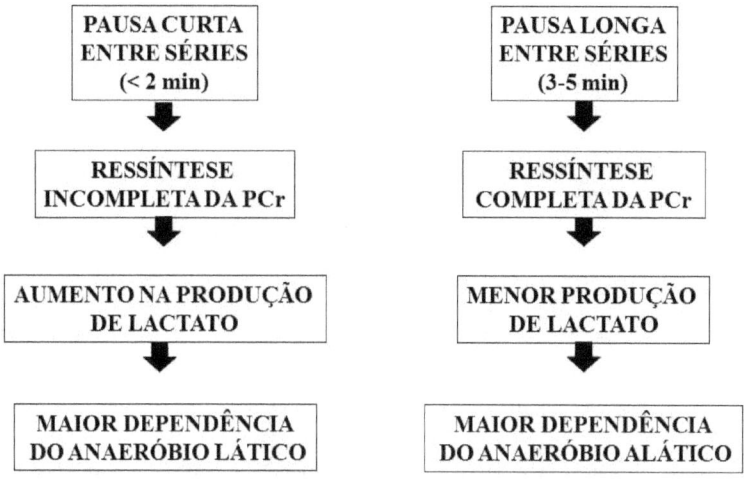

Legenda: Após a realização de uma série, possivelmente os estoques de PCr estão baixos e, caso a pausa for curta (menor que 2 minutos), a PCr é ressintetizada parcialmente e, dessa forma, as próximas séries a glicólise anaeróbia será mais utilizada, gerando cada vez mais produção do lactato (substrato final da glicólise anaeróbia). Mas, caso a pausa entre séries for longa, entre 3 a 5 minutos, a restauração da PCr pode ser completa, tornando uma dependência do sistema anaeróbio alático maior nesse treino e uma produção menor de lactato.

A lógica que uma série com muitas repetições combinada com pausa curta é necessária para causar uma maior depleção de PCr, e acúmulo de íons $H^+$ é demonstrado em um estudo que mediu a PCr intramuscular e outros metabólitos no vasto lateral antes e depois de várias séries de exercícios de membros inferiores com 10 repetições até a falha concêntrica com 2 minutos de pausa em fisiculturistas treinados. A PCr intramuscular diminuiu de 21,3 mmol/kg para 10,9 mmol/kg (51% de redução). Associado a isso, o estudo, verificou um grande aumento sanguíneo de lactato (17.3 mmol), sugerindo que realizar moderadas repetições com pausas curtas entre séries gera uma grande depleção de PCr e aumento de lactato (TESCH *et al.*, 1986).

Relacionado à fadiga muscular, quando o estoque de PCr é baixo ocorre diminuição na velocidade que o ATP é ressintetizado, ou seja, com menos ATP, menor será a capacidade do músculo produzir força. A realização de estímulos intensos (repetições até a falha) reduz o estoque de PCr, porém se as pausas forem curtas entre séries (< 2min) ocorrerá uma restauração incompleta da PCr e somado ao acúmulo de íons H+ a fadiga na próxima série será maior e o desempenho muscular menor. Por isso, otimizar o estoque de PCr muscular com a suplementação de creatina é uma maneira eficiente para aumentar o desempenho no treino, conforme será detalhado nos próximos tópicos.

**Como as espécies reativas de oxigênio geram a fadiga?**

As Espécies Reativas de Oxigênios (ROS), também chamadas de radicais livres, são produzidas constantemente nas mitocôndrias a partir do consumo de oxigênio. Isso significa que as células produzem ROS a todo o momento, pois estamos constantemente consumindo oxigênio nas mitocôndrias. O termo ROS inclui coletivamente ambos os radicais de oxigênio (ou seja, radicais superóxido, hidroxila, peroxila e hidroperoxila) e agentes oxidantes não radicais (isto é, peróxido de hidrogénio e ácido hipocloroso) (CHENG *et al.*, 2016). Nas mitocôndrias, a produção de ROS é proporcional ao consumo de oxigênio, indicando que aumentar o consumo de oxigênio promove maior produção de ROS (HATTORI *et al.*, 2009). Por isso, durante o exercício o consumo de oxigênio aumenta e os músculos em contração são proeminentes fontes de produção de

ROS, com maiores elevações em exercícios com maior volume ou intensidade, justamente devido ao maior consumo de oxigênio.

As nossas células possuem um sistema de defesa para controlar a produção de ROS, pois o excesso gera diversos prejuízos ao organismo. Uma das maneiras da célula não deixar ocorrer uma produção excessiva de ROS é através da ação de enzimas antioxidantes como a glutationa peroxidase, a catalase e o superóxido dismutase, sendo que estas enzimas podem reduzir os níveis de ROS. Podemos dizer que quando a produção de ROS é muito alta e supera a capacidade das enzimas antioxidantes ocorre um fenômeno denominado estresse oxidativo.

Durante o treino a produção de ROS aumenta, porém o aumento excessivo de ROS está relacionado à geração da fadiga muscular, ou seja, o estresse oxidativo pode diminuir a capacidade do músculo esquelético em produzir força. O excesso de ROS pode atrapalhar a função do retículo sarcoplasmático em produzir cálcio, reduzindo a capacidade de interação entre os filamentos de Actina e Miosina e a força muscular, conforme demonstrado na figura 6. É importante mencionar que a produção excessiva de ROS acontece em treinos de alta intensidade ou em treinos de alto volume, pois nestas condições as enzimas antioxidantes não conseguem controlar a produção de ROS.

Figura 6: Contribuição do estresse oxidativo durante o treino para a fadiga muscular

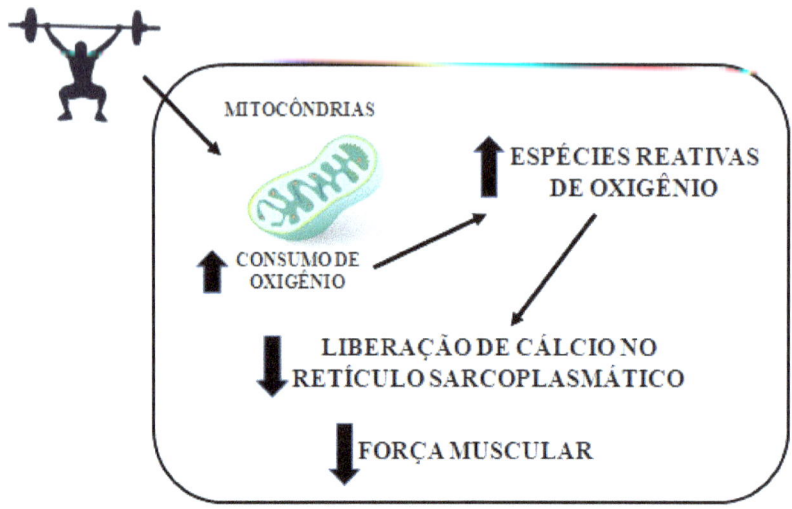

Legenda: Durante o treino o consumo de oxigênio aumenta proporcionalmente a intensidade ou volume, sendo que isso eleva a produção de ROS, pois neste momento as enzimas antioxidantes não conseguem controlar a produção de ROS que está em excesso. O excesso de ROS pode atrapalhar a função do retículo sarcoplasmático em produzir cálcio e isso reduz a capacidade de interação entre os filamentos de Actina e Miosina, promovendo a queda na produção de força muscular.

Já relacionado ao treinamento resistido, parece que a realizar o treino com muito volume, moderadas/altas repetições (mais de 12 repetições) e intervalos curtos entre séries (<2 minutos) pode ser um estímulo para gerar uma grande produção de ROS, pois neste modelo de treinamento a dependência das mitocôndrias pode ser maior para produzir ATP (GROENNEBAEK e VISSING, 2017; SCHOENFELD, 2013). O modelo de treinamento mencionado acima é muito comum em academias, sendo este tipo de treino muito usual em fases de hipertrofia muscular. Por esse motivo, aumentar a capacidade antioxidante pode ser uma boa opção para obter maior rendimento no treino, pois se o indivíduo tem uma maior eficiência no sistema antioxidante à chance de ter um excesso de ROS durante o treino será menor.

Quando falamos em aumentar a capacidade antioxidante significa aumentar a expressão e atividades das enzimas antioxidantes como a glutationa peroxidase, catalase e superóxido dismutase. Para isso acontecer é necessário ativar uma proteína chamada de NRF-2, um fator de transcrição que ao ser ativado é direcionado para o núcleo celular para aumentar a formação das enzimas antioxidantes (glutationa peroxidase, catalase e superóxido dismutase). A pergunta que fica é: como ativar constantemente o NRF-2 e aumentar a capacidade antioxidante? Nós iremos entender nos próximos tópicos que esta adaptação pode ocorrer através do consumo de compostos bioativos presentes em alguns alimentos que em muitos casos são esquecidos na fase de hipertrofia, como as frutas, os vegetais e as especiarias (mais detalhes nos próximos tópicos).

**Qual o objetivo dos suplementos alimentares para gerar a hipertrofia?**

Uma das possíveis explicações para um suplemento alimentar gerar hipertrofia é através do aumento do desempenho. Os estudos científicos vêm demonstrando que o ganho de massa muscular está relacionado a uma variável denominada volume total, que seria a multiplicação da carga pelo número total de repetições. Se o suplemento alimentar melhorar o desempenho, e com isso a capacidade do indivíduo em levantar mais carga ou de realizar mais repetições, o volume total da sessão será maior e por meio desta variável o ganho de massa muscular poderá também ser maior.

Para ocorrer o aumento do desempenho, o suplemento deve agir bloqueando fatores que geram a fadiga durante o treino. Como mencionado anteriormente, a fadiga significa que houve uma redução da capacidade do músculo esquelético em produzir força, devido a um prejuízo na capacidade de interação entre as proteínas contráteis como a Actina e a Miosina. Por isso é importante conhecer os principais causadores do processo de fadiga durante o treino para saber qual estratégia nutricional utilizar para melhorar o desempenho. Nos tópicos a seguir, serão abordados os principais suplementos alimentares que podem aumentar o desempenho no exercício resistido e por qual mecanismo estes suplementos alimentares podem melhorar a capacidade do músculo esquelético em produzir força.

**Creatina**

A fosfocreatina é encontrada em altas concentrações no músculo esquelético e cardíaco, onde atua como uma fonte de energia rápida para a formação de ATP. Em estímulos intensos, como por exemplo, uma série de treinamento resistido, o estoque de fosfocreatina pode reduzir de maneira progressiva com a execução das repetições. O estoque de fosfocreatina pode durar em torno de 15 segundos, ou seja, durante uma série de treinamento resistido o estoque da fosfocreatina pode reduzir de maneira significativa. Durante a pausa ocorre a restauração da fosfocreatina muscular, sendo que há necessidade de 3 a 8 minutos para restaurar 100% o conteúdo de fosfocreatina muscular. Quando o estoque de fosfocreatina está baixo, a capacidade do músculo em produzir força diminui devido à queda na velocidade de produção do ATP, explicando a redução do desempenho quando pausas curtas entre séries são utilizadas (menor que 2 minutos). Isso indica que aumentar o estoque de fosfocreatina pode ser uma boa estratégia para melhorar o desempenho no treinamento resistido (BRANCH et al., 2003).

A creatina pode ser obtida através da dieta em indivíduos que consomem carne, no entanto, as concentrações de creatina na carne são reduzidas com o cozimento (PURCHAS et al., 2006). Por isso, a maioria das pessoas não alcança 3 g de creatina por dia através da dieta, indicando que a suplementação é necessária. A creatina é um dos suplementos alimentares que mais dispõe de evidências científicas. Numerosos estudos observaram aumento na massa muscular e força após a suplementação com creatina, indicando que realmente é interessante utilizar a suplementação de creatina em praticantes de treinamento resistido.

A suplementação de creatina pode ser realizada em duas fases: a fase de saturação e a fase de manutenção. Na fase de saturação, a dose de creatina é em torno de 20-25g por dia (fracionada em 4-5 doses) durante uma semana, com a finalidade de promover um aumento rápido no estoque de fosfocreatina no músculo esquelético. Já na fase de manutenção a dose de creatina é em torno de 2 a 5 g diariamente. É importante destacar que não há diferença em realizar ou não a fase de saturação, pois o aumento de fosfocreatina no músculo após 3 g de suplementação de creatina monohidratada por 28 dias mostrou-se semelhante à suplementação de creatina com a fase de saturação (HULTMAN et al., 1996).

Outro efeito da suplementação de creatina é gerar o aumento de água intracelular, ou seja, dentro do músculo. Muitas pessoas acreditam que a suplementação de creatina pode gerar retenção de líquidos, mas o aumento de água é no músculo esquelético e não no espaço extracelular (POWERS et al., 2003). Além disso, com a suplementação de creatina também conseguimos aumentar o conteúdo de glicogênio muscular, e quanto maior a quantidade de glicogênio, mais água no músculo. Portanto, o aumento no conteúdo de glicogênio e água muscular pela suplementação de creatina gera a hipertrofia sarcoplasmática, sendo que esta adaptação também aumenta o volume muscular.

Concomitante ao aumento de água muscular, a suplementação de creatina pode gerar a hipertrofia miofibrilar por aumentar o desempenho no treino. A suplementação de creatina aumenta a capacidade do indivíduo em levantar mais carga ou realizar mais repetições, elevando o volume total (total de repetições x carga) das sessões de treino. Dado que o volume total está intimamente relacionado à hipertrofia muscular, a suplementação de creatina pode ser especialmente importante para resultados de hipertrofia muscular. A figura 7 descreve os principais mecanismos que explicam o efeito da suplementação de creatina sobre a hipertrofia muscular.

Figura 7: Mecanismos que a suplementação de creatina gera a hipertrofia

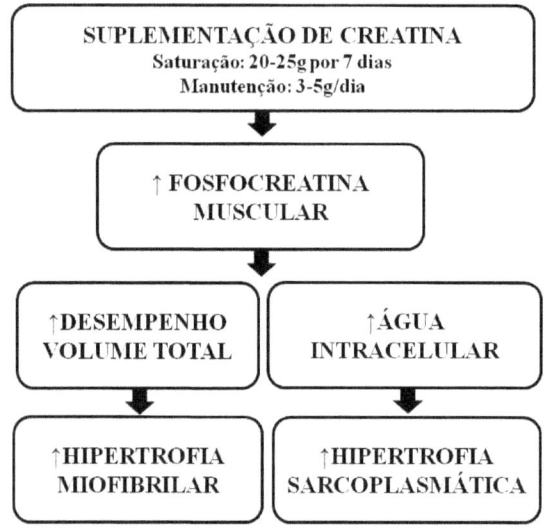

**Beta Alanina**

O principal mecanismo que explica a melhora do desempenho com a suplementação de beta alanina é atribuído ao aumento na capacidade de tamponar (reduzir) os íons H+ no músculo. A suplementação de 4 a 6.4 g por dia de beta alanina por 3 a 4 semanas é eficiente para aumentar os níveis de carnosina muscular, um sistema tampão do músculo esquelético que tem a finalidade de remover os íons H+ e controlar o pH (ARTIOLI et al, 2010).

Estudos indicam que a beta alanina tem maior eficiência quando o treinamento é de alta intensidade, com duração de 60 a 240 segundos de estímulo, ou seja, a beta alanina vai agir de maneira mais eficiente quando há acúmulo de H+ (HOBSON et al., 2012). No contexto do treinamento resistido, a beta alanina pode ser interessante para pessoas que treinam em alto volume, usam pausas curtas entre séries e métodos como drop-set, bi-set. Ou seja, indivíduos que treinam com tempo de contração elevado combinado com pausas curtas entre séries, pois neste tipo de treinamento o acúmulo de H+ é elevado. Um erro muito comum é achar que a suplementação de beta alanina tem efeitos imediatos, pois muitos suplementos do mercado ofertam 2 g de beta alanina e recomendam usar somente no pré-treino. No entanto, o que faz a suplementação de beta alanina melhorar o desempenho é por meio do aumento da carnosina muscular, sendo que esta adaptação leva de 3 a 4 semanas. É recomendado que a suplementação de beta alanina seja realizada de maneira fracionada durante o dia em 4 doses após as refeições para que o aumento da carnosina seja potencializado (ARTIOLI et al, 2010). Lembrando que um efeito muito comum com a suplementação de beta alanina é a coceira.

Os estudos que investigaram o efeito da suplementação de beta alanina sobre o ganho de massa muscular e força demonstram resultados controversos, ou seja, temos estudos mostrando benefícios no desempenho (HOFFMAN et al., 2008; MATÉ-MUÑOZ et al., 2018) e no ganho de massa magra (KERN e ROBINSON, 2011) e outros estudos dizendo que a beta alanina não promoveu resultados superiores sobre o ganho de massa magra (OUTLAW et al., 2016). Por este motivo ainda não está totalmente claro que a beta alanina possa potencializar adaptações no treinamento resistido. O número de estudos que mostram efetividade no desempenho ou ganho de massa muscular é muito maior para a suplementação de creatina comparada a beta alanina, indicando que atualmente a recomendação da creatina é mais forte do que a de beta alanina para praticantes do treinamento resistido.

**Bicarbonato de Sódio**

O bicarbonato sanguíneo é um sistema tampão que controla o pH no sangue, ou seja, quando ocorre aumento de íons H+ no sangue o bicarbonato atua removendo esses íons para que não ocorra a acidose extracelular. A ingestão de bicarbonato de sódio aumenta a concentração de bicarbonato no sangue, elevando a capacidade de tamponamento extracelular (sangue). Mas a pergunta que fica é: como o aumento de bicarbonato no sangue pode atrasar a fadiga muscular? Os íons H+ podem ser transportados do músculo esquelético para o sangue por diferença de concentração, ou seja, os íons H+ passam do local de maior concentração para o local de menor concentração. A concentração de íons H+ é muito maior no músculo do que no sangue, principalmente durante o exercício intenso, indicando que se houver um aumento de bicarbonato no sangue por suplementação de bicarbonato de sódio vai ocorrer uma redução dos íons H+ no meio extracelular (sangue) facilitando assim o transporte dos íons H+ que estão no músculo para o sangue (JUNIOR et al., 2015). De maneira geral, a suplementação de bicarbonato de sódio otimiza o transporte de íons H+ do músculo para o sangue, indicando que durante o treino, os íons H+ vão demorar mais pra se acumular no músculo e isso pode aumentar o desempenho.

Baseado no mecanismo de ação do bicarbonato (remoção de H+), a suplementação de bicarbonato de sódio pode ser mais efetiva em indivíduos que treinam com alto volume, pausas curtas entre séries, tempo de contração prolongado (drop-set, bi-set, altas repetições, etc.), ou seja, a suplementação de bicarbonato de sódio pode ser mais efetiva em treinos que geram acidose (HADZIC et al., 2019). Por isso, não faz muito sentido usar bicarbonato de sódio ou a beta alanina em treinos de carga alta e pausas longas, sendo que nesta modalidade de treino o principal motivo da fadiga não é proveniente da acidose.

Existem poucos estudos que investigaram o efeito do bicarbonato de sódio sobre o desempenho no treinamento resistido. Duncan e colaboradores (2014) demonstraram que a suplementação de bicarbonato de sódio (0.3 g/kg) aumentou o rendimento no supino reto, porém não aumentou rendimento no agachamento livre em homens treinados. Além disso, foi observado que a suplementação elevou os níveis plasmáticos de bicarbonato e aumento do pH.

A suplementação de bicarbonato de sódio não é totalmente livre de efeitos adversos, devido ao desconforto gástrico que a ingestão oral de bicarbonato de sódio pode gerar, os estudos indicam que a suplementação pode ser feita de maneira fracionada. A dose total é entre 0.2 a 0.3g/kg, sendo recomendado fracionar essa dose em quatro vezes, com intervalo de 15 minutos, no qual a última dose pode ser realizada 60 minutos antes da sessão de treino. A suplementação de bicarbonato de sódio pode ser usada de maneira aguda, havendo efeitos imediatos no desempenho, sendo uma boa opção para ser utilizada quando a sessão de treinamento terá muita acidose, conforme mencionado anteriormente.

**Cafeína**

A cafeína é uma das substâncias mais utilizadas para aumentar o desempenho físico. Após 15 minutos da ingestão oral, a concentração de cafeína aumenta no sangue, sendo que o pico de concentração é atingido em torno de 1 hora após. Por esse motivo, os estudos recomendam que a suplementação de cafeína seja realizada 1 hora antes do exercício na dose de 3-6mg/kg de peso corporal.

Assim como a creatina, existem muitos estudos que investigaram o efeito da cafeína no desempenho. Relacionado ao treinamento resistido, a revisão de literatura conduzida por Grgic e colaboradores (2019) faz algumas recomendações: 1) A cafeína pode aumentar agudamente a força, a potência e o número de repetições executadas até a falha; 2) As doses variam de 3 a 9mg/kg, sendo que doses elevadas (9mg/kg) os efeitos colaterais são mais evidentes, como insônia e aumento de pressão arterial; 3) Os mecanismos pelos quais a cafeína aumenta o rendimento no exercício resistido são multifatoriais, ou seja, por diversos fatores que serão abordados a seguir.

A influência da cafeína sobre o sistema nervoso central é um dos principais mecanismos que esta substância pode melhorar o desempenho no exercício resistido. A redução no sono é um dos efeitos centrais da cafeína, sendo que um estudo verificou uma redução até mesmo na duração do sono quando indivíduos saudáveis ingeriram 400 mg de cafeína imediatamente antes de dormir. O estudo também verificou que a ingestão de cafeína no período entre 3 e 6 horas antes de dormir também afetou a duração do sono (DRAKE et al., 2013). O mecanismo que explica este efeito é que a cafeína pode bloquear o receptor de adenosina no sistema nervoso central. A adenosina é um neurotransmissor que ao se ligar em seu receptor estimula a sensação de sono. Portanto, devido ao efeito antagonista da cafeína sobre o receptor de adenosina, o neurotransmissor não consegue atuar no seu receptor e isso acaba reduzindo a sensação de sono.

A redução do sono e o aumento no estado de alerta induzido pela cafeína pode aumentar o limiar de sensação de fadiga e fazer com que o indivíduo realize mais repetições ou levante uma carga maior. Algumas pessoas podem ter uma maior responsividade ao efeito da cafeína sobre a redução no sono, sendo que possivelmente isto está relacionado à capacidade do indivíduo metabolizar a cafeína no fígado pela enzima CYP1A2. Ou seja, aquelas pessoas que sentem uma diminuição mais drástica no sono ao ingerir cafeína podem ter uma expressão maior da enzima CYP1A2, e as pessoas que fazem ingestão de cafeína e não sentem muito uma diminuição no sono tem baixa expressão da enzima CYP1A2 no fígado (YANG et al., 2010).

A redução na liberação de cálcio pelo retículo sarcoplasmático é um dos principais mecanismos da fadiga periférica, conforme detalhado nos tópicos anteriores. A diminuição do cálcio muscular induz uma menor interação entre os filamentos de Actina e Miosina, promovendo a redução na produção de força muscular. Alguns estudos sugerem que a cafeína pode melhorar o desempenho no exercício por aumentar a liberação de cálcio pelo retículo sarcoplasmático, melhorando a capacidade contrátil e a força muscular (DAVIS e GREEN et al, 2009).

Além disso, a cafeína pode aumentar a capacidade de absorção da glicose do intestino para o sangue, principalmente quando a dose de carboidratos é elevada. A absorção de glicose no intestino é dependente do transportador de glicose dependente de sódio (SGLT-1), ou seja, a glicose passa do intestino para o sangue por meio do SGLT-1. No entanto, o SGLT-1 tem uma capacidade de transportar 60g/h de glicose, indicando que altas doses de carboidratos (>60g) podem saturar o SGLT-1 e isso gerar um atraso na absorção da glicose do intestino para o sangue. A cafeína pode agir no intestino aumentando a atividade do SGLT-1 e aumentando a absorção de glicose, sendo que a ingestão combinada de cafeína com carboidratos no pré-treino melhorou o desempenho de ciclistas (YEO et al., 2005).

No entanto, parece que para a cafeína otimizar a absorção de glicose é necessário que haja saturação do SGLT-1 (HULSTON et al., 2008), ou seja, quando há uma elevada ingestão de carboidratos (mais que 60g). Do ponto de vista prático, essa estratégia pode ser usada em indivíduos avançados que fazem o pré-treino com alta dose de carboidratos, pois como detalhado no capítulo 3, a glicemia alta pode melhorar o desempenho no treinamento com alto volume. Interessante que ao usar esta estratégia, a cafeína otimiza o transporte intestinal de glicose, ou seja, aumenta a disponibilidade de glicose no sangue, e ainda age no sistema nervoso central (reduz o sono) e no músculo esquelético (libera cálcio), sendo a soma destes eventos uma boa explicação do efeito ergogênico da cafeína. Outra aplicação prática é usar a cafeína no pós-treino com alta quantidade de carboidratos, quando o objetivo é acelerar a reposição do glicogênio muscular. A maior eficiência na absorção de glicose no intestino aumenta a disponibilidade de glicose no sangue, e com certeza, isso potencializa a formação do glicogênio muscular.

Portanto, a suplementação de cafeína no pré-treino pode ser usada para aumentar o desempenho e o volume total da sessão, sendo que essa melhora pode estar associada aos efeitos da cafeína no sistema nervoso central, no músculo esquelético e no intestino. Além disso, quando o objetivo é acelerar a reposição do glicogênio muscular, a suplementação de cafeína pode ser feita combinada com carboidratos no pós-treino.

**Capsiate**

O capsiate é uma substância natural encontrada em pimentas e, vêm sendo utilizada como estratégia nutricional para induzir perda de peso, devido seus efeitos neurais, termogênicos e, também, no metabolismo dos lipídeos. Recentemente, alguns estudos têm demonstrado que o capsiate pode ser usado para aumentar o desempenho no treinamento resistido. Um estudo testou o efeito de uma única dose de 12 mg com capsiate 45 minutos antes da realização de quatro séries de agachamento a 70% de 1RM e 90 segundos de intervalo entre as séries em adultos treinados e os resultados demonstraram que na condição de capsiate os participantes realizaram mais repetições até a exaustão em relação à condição placebo (De Freitas et al., 2018).

O mecanismo de ação que mais é usado para explicar os efeitos ergogênicos do capsiate é devido ao aumento na liberação de cálcio no músculo esquelético. Como demonstrado anteriormente, a fadiga muscular pode acontecer devido à diminuição da função do retículo sarcoplasmático em liberar o cálcio e isso promove redução na produção de força muscular. O capsiate pode ativar um receptor chamado de TRPV1 localizado no reticulo sarcoplasmático muscular, no qual a ligação do capsiate neste receptor estimula o retículo sarcoplasmático a liberar mais cálcio (LOTTEAU et al., 2013). Esse efeito pode otimizar a interação entre os filamentos de Actina e Miosina e aumentar a produção de força muscular (CROSS et al., 2020).

Existem poucos estudos que verificaram o efeito do capsiate sobre o desempenho no treinamento resistido, contudo, baseado na atual literatura a suplementação aguda de 12 mg de capsiate 45 minutos do treino pode aumentar o desempenho no treinamento resistido e com isso elevar a capacidade do indivíduo em realizar repetições até a falha concêntrica.

**Vasodilatadores**

Muitos suplementos pré-treino tem em sua composição a arginina, com a promessa de aumentar a vasodilatação. A arginina aumenta a produção do óxido nítrico no endotélio vascular, uma substância que gera a vasodilatação. Entretanto, a suplementação oral de arginina é ineficaz para aumentar o rendimento no treino e a vasodilatação, provavelmente devido à extensa degradação sistêmica. Aproximadamente 40% da arginina oral ingerida é catabolizada por bactérias intestinais e arginases (enzimas), e mais 10 a 15% da arginina é degradada pelo fígado. Ou seja, boa parte da arginina ingerida de maneira oral é degradada (CHOLEWA et al., 2019).

Ao contrário da arginina, a citrulina ingerida não está sujeita a degradação sistêmica extensa e, portanto, aumenta os níveis plasmáticos de arginina com mais eficiência do que a suplementação oral de arginina (CHOLEWA et al., 2019). O catabolismo da citrulina no intestino é limitado, uma vez que a citrulina não é metabolizada por arginases e bactérias. Por isso, os estudos demonstram superioridade da citrulina em aumentar o rendimento no treino e a vasodilação comparado a arginina. Potencializar a vasodilatação pode ajudar na entrega de oxigênio ao tecido muscular durante o treino, atrasando a fadiga. Foi demonstrado que o consumo de 8 g de citrulina malato aumenta as repetições até a falha (WAX et al., 2015; WAX et al., 2016; GLENN et al., 2017), diminui a dor muscular em 40% (PEREZ-GUISADO e JAKEMAN, 2010) e melhora a força máxima e poder anaeróbico. A recomendação é que a suplementação de citrulina malato seja realizada 60 minutos antes da sessão de treino numa dose de 6 a 8g.

Outro vasodilatador muito estudado é o nitrato, que está presente na beterraba. Após a ingestão, o nitrato é convertido em nitrito e posteriormente nitrito estimula a produção do óxido nítrico, gerando a vasodilatação. Poucos estudos verificaram o efeito da suplementação de nitrato sobre o desempenho no treinamento resistido. O estudo de Mosher e colaboradores (2016) demonstrou que a ingestão do suco concentrado da beterraba (400 mg de nitrato) aumentou a capacidade de homens fisicamente ativos em realizar repetições até a falha no supino reto com uma carga moderada (60% de 1RM). Mais recente, o estudo de Willians e colaboradores (2020) mostrou resultados simulares, no qual a suplementação do suco de beterraba também aumentou o número de repetições até a falha durante o supino reto com uma carga de 70% de 1RM. Foi observada também uma melhora na potência e na velocidade de execução com a ingestão do suco de beterraba. Os mecanismos que explicam a melhora do rendimento com a ingestão do suco de beterraba estão associados à melhora do fluxo sanguíneo ao músculo, disponibilizando mais oxigênio e reduzindo o uso de ATP durante o exercício. Os estudos sugerem que o suco de beterraba pode ser ingerido 2 horas antes da sessão treinamento.

Portanto, a suplementação de citrulina malato ou suco de beterraba são estratégias para potencializar a produção de óxido nítrico e aumentar a vasodilatação, sendo que este efeito pode levar ao aumento de desempenho no treino.

**Compostos bioativos**

É muito comum ver praticantes de treinamento resistido preocupados com as calorias e os macronutrientes (carboidratos, proteínas e lipídeos) da alimentação. Por isso, em muitos casos que buscam hipertrofia máxima, a ingestão de frutas, vegetais e especiarias é baixa. Isso acontece porque muitos desconhecem que existem compostos bioativos nestes alimentos que exercem diversos benefícios ao organismo, e que indiretamente podem ajudar na hipertrofia muscular.

O termo "compostos bioativos" indica a presença de substâncias bioativas nos alimentos que podem gerar adaptações celulares, como melhora na capacidade antioxidante. Como foi detalhado anteriormente, o excesso de ROS pode gerar fadiga muscular por reduzir a capacidade do retículo sarcoplasmático em liberar cálcio, sendo que isto diminui a interação entre os filamentos de Actina e Miosina, e como consequência ocorre redução da capacidade do músculo em produzir força. Portanto, aumentar a capacidade antioxidante pode ser uma boa estratégia para obter uma melhora no desempenho, pois com maior atividade das enzimas antioxidantes (SOD, glutationa peroxidase e catalase) a chance de ter um excesso de ROS durante a sessão de treino pode ser menor.

Uma das maneiras de aumentar a capacidade antioxidante é por meio da ativação do fator de transcrição NRF-2 através da ingestão de compostos bioativos presentes nas frutas e nos vegetais. Ao ser ativado por estes compostos bioativos, a proteína NRF-2 é translocada para o núcleo da célula (DNA) e inicia a produção de enzimas antioxidantes, como a SOD, catalase e glutationa peroxidase (figura 8). Isso significa que a ingestão crônica de frutas e vegetais pode ativar constantemente o NRF-2 e com isso aumentar a capacidade antioxidante do indivíduo.

Figura 8: Mecanismo em que os compostos bioativos ativam NRF-2 e aumentam a capacidade antioxidante

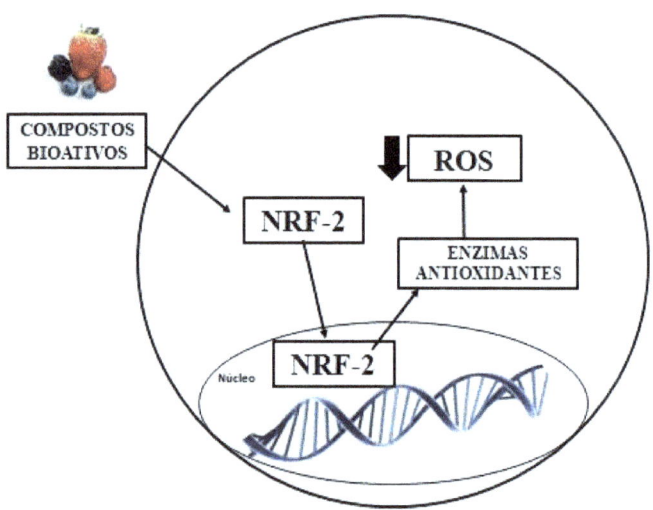

Legenda: Os compostos bioativos presentes nas frutas e vegetais podem ativar a proteína NRF-2 que é translocada para o núcleo da célula (DNA) e inicia a produção de enzimas antioxidantes, como a superóxido dismutase, catalase e glutationa peroxidase. Com o aumento da capacidade antioxidante ocorre redução na produção de espécies reativas de oxigênio (ROS)

Na tabela 1 consta a relação de alguns alimentos e seus compostos bioativos que podem aumentar a capacidade antioxidante. Esses alimentos podem ser inseridos na dieta para a hipertrofia com a finalidade de elevar a capacidade antioxidante do indivíduo. Em outras palavras, a ingestão desses alimentos irão ativar NRF-2 e aumentar a formação das enzimas antioxidantes, melhorando a eficiências das células em remover ROS. A hipótese é que a melhora da capacidade antioxidante diminui a probabilidade de ter um excesso de ROS durante o treino e isso pode atrasar a fadiga. Além disso, o estresse oxidativo (acúmulo de ROS) gera atraso na recuperação muscular após a sessão e está associado a condição de *overtraining* em atletas, sendo que a maior capacidade antioxidante poderia resultar em uma recuperação muscular mais efetiva.

Tabela 1. Alimentos e compostos bioativos que podem aumentar a capacidade antioxidante.

| Alimentos | Compostos Bioativos |
|---|---|
| Frutas vermelhas | Antocianinas |
| Cenoura, manga e abóbora | Beta caroteno |
| Tomate e melancia | Licopeno |
| Cebola, maçã e vegetais verdes | Quercetina |
| Suco de uva integral e vinho | Resveratrol |
| Canela | Cinemaldeído |
| Açafrão | Curcumina |
| Brócolis e folhas | Sulforafano |
| Chá-verde | Catequinas |

Relacionado ao desempenho, é baixo o número de estudos que verificaram a influência de compostos bioativos no desempenho do treinamento resistido, mas alguns estudos tem mostrado que a ingestão crônica de alimentos com alto poder antioxidante melhora o desempenho em provas de endurance. Por exemplo, foi demonstrado que a ingestão do suco de uva integral por 28 dias melhorou o tempo até a exaustão em corrida máxima em corredores recreativos, bem como no aumento da atividade antioxidante (TOSCANO et al., 2015). É importante destacar que o suco de uva intergral possui o composto bioativo denominado resveratrol que aumenta a capacidade antioxidante, e também possui carga glicêmica é elevada, ou seja, a quantidade de carboidratos é alta. Em pessoas avançadas na musculação, onde a ingestão de carboidratos é maior (4-7g/kg/dia), o consumo de suco de uva integral é muito utilizado para conseguir atingir com maior facilidade a dose diária de carboidratos e a vantagem é que essa estratégia pode aumentar a capacidade antioxidante.

As antocianinas são uma classe de compostos bioativos presentes nas frutas vermelhas (morangos, cerejas, framboesa, jabuticabas e amoras) que exercem um alto poder antioxidante. As antocianinas podem ativar o NRF-2 e aumentar a produção de enzimas antioxidantes, ou seja, a ingestão de frutas vermelhas pode ser uma boa estratégia para aumentar a capacidade antioxidante e evitar uma produção excessiva de ROS. Existem estudos demonstrando que a suplementação de antocianinas pode melhorar o desempenho em exercício aeróbico, mas a maioria dos estudos usou uma dose elevada de antocianinas (~40-80mg de antocianinas) que equivale, por exemplo, a 80-120 cerejas por dia (COOK et al., 2019). Do ponto de vista prático, é mais importante que o indivíduo praticante de treinamento resistido tenha uma ingestão crônica de antocianinas por meio do consumo de frutas vermelhas com o objetivo de aumentar a capacidade antioxidante.

A quercetina é outro composto bioativo que ativa NRF-2 e aumenta a capacidade antioxidante. A quercetina pode ser encontrada nos alimentos como a cebola roxa, cebola branca, maçãs, vegetal verde escuro, pimentões e chá-verde. No entanto, a quercetina também pode ser suplementada. O estudo de Patrizio e colaboradores (2018) demonstrou que a ingestão de 1g de quercetina 3 horas antes de uma sessão de treinamento resistido aumentou a capacidade muscular de produzir força e o número total de repetições executadas até a falha em homens treinados.

Embora sejam escassos os estudos que verificaram a influência dos compostos bioativos no rendimento do treinamento resistido, é recomendada a ingestão destes compostos bioativos através do consumo de frutas e vegetais para melhorar diversos parâmetros relacionados à saúde como: melhora na composição da microbiota intestinal, melhora da sensibilidade à Insulina, melhora do perfil lipídico e controle da pressão arterial.

Portanto, o consumo regular de compostos bioativos provenientes das frutas, vegetais, especiarias e chás pode ser uma estratégia para ativar constantemente a proteína NRF-2 e com isso aumentar a capacidade antioxidante do indivíduo.

**Referências**

ALLEN, D. G. et al. Impaired calcium release during fatigue. **Journal of applied physiology**, v. 104, n. 1, p. 296-305, 2008.

ARTIOLI, G. G. et al. Role of β-alanine supplementation on muscle carnosine and exercise performance. **Medicine & Science in Sports & Exercise**, v. 42, n. 6, p. 1162-1173, 2010.

COOK, M. D. et al. Dietary anthocyanins: A review of the exercise performance effects and related physiological responses. **International journal of sport nutrition and exercise metabolism**, v. 29, n. 3, p. 322-330, 2019.

CHOLEWA, J. et al. Effects of dietary sports supplements on metabolite accumulation, vasodilation and cellular swelling in relation to muscle hypertrophy: A focus on "secondary" physiological determinants. **Nutrition**, v. 60, p. 241-251, 2019.

CROSS, B. L. et al. Effect of a Commercially Available Low-Dose Capsaicin Supplement on Knee Extensor Contractile Function. **International Journal of Exercise Science**, v. 13, n. 2, p. 312, 2020.

DAVIS, J. K.; GREEN, J. M. Caffeine and anaerobic performance. **Sports Medicine**, v. 39, n. 10, p. 813-832, 2009.

DE FREITAS, M. C. et al. Acute capsaicin supplementation improves resistance training performance in trained men. **The Journal of Strength & Conditioning Research**, v. 32, n. 8, p. 2227-2232, 2018.

DRAKE, C. et al. Caffeine effects on sleep taken 0, 3, or 6 hours before going to bed. **Journal of Clinical Sleep Medicine**, v. 9, n. 11, p. 1195-1200, 2013.

DUNCAN, M. J. et al. The effect of sodium bicarbonate ingestion on back squat and bench press exercise to failure. **The Journal of Strength & Conditioning Research**, v. 28, n. 5, p. 1358-1366, 2014.

GLENN, J. M. et al. Acute citrulline malate supplementation improves upper-and lower-body submaximal weightlifting exercise performance in resistance-trained females. **European journal of nutrition**, v. 56, n. 2, p. 775-784, 2017.

GRGIC, Jozo et al. The influence of caffeine supplementation on resistance exercise: A review. **Medicine Sports**, v. 49, n. 1, p. 17-30, 2019.

HADZIC, M. et al. Monique. The impact of sodium bicarbonate on performance in response to exercise duration in athletes: a systematic review. **Journal of sports science & medicine**, v. 18, n. 2, p. 271, 2019.

HOFFMAN, J. et al. β-Alanine and the hormonal response to exercise. **International journal of sports medicine**, v. 29, n. 12, p. 952-958, 2008.

HULSTON, C, J.; JEUKENDRUP, A. E. Substrate metabolism and exercise performance with caffeine and carbohydrate intake. **Medicine & Science in Sports & Exercise**, v. 40, n. 12, p. 2096-2104, 2008.

HULTMAN, E. et al. Muscle creatine loading in men. **Journal of applied physiology**, v. 81, n. 1, p. 232-237, 1996.

JUNIOR, A. H. L. et al. Nutritional strategies to modulate intracellular and extracellular buffering capacity during high-intensity exercise. **Sports Medicine**, v. 45, n. 1, p. 71-81, 2015.

KERN, B. D.; ROBINSON, T. L. Effects of β-alanine supplementation on performance and body composition in collegiate wrestlers and football players. **The Journal of Strength & Conditioning Research**, v. 25, n. 7, p. 1804-1815, 2011.

LOTTEAU, S. et al. Characterization of functional TRPV1 channels in the sarcoplasmic reticulum of mouse skeletal muscle. **PLoS One**, v. 8, n. 3, 2013.

MATÉ-MUÑOZ, J. L. et al. Effects of β-alanine supplementation during a 5-week strength training program: A randomized, controlled study. **Journal of the International Society of Sports Nutrition**, v. 15, n. 1, p. 19, 2018.

MOSHER, S. L. et al. Ingestion of a nitric oxide enhancing supplement improves resistance exercise performance. **The Journal of Strength & Conditioning Research**, v. 30, n. 12, p. 3520-3524, 2016.

PATRIZIO, F. et al. The acute effect of quercetin on muscle performance following a single resistance training session. **European journal of applied physiology**, v. 118, n. 5, p. 1021-1031, 2018.

PÉREZ-GUISADO, J; JAKEMAN, P, M. Citrulline malate enhances athletic anaerobic performance and relieves muscle soreness. **The Journal of Strength & Conditioning Research**, v. 24, n. 5, p. 1215-1222, 2010.

POWERS, M. E. et al. Creatine supplementation increases total body water without altering fluid distribution. **Journal of athletic training**, v. 38, n. 1, p. 44, 2003.

PURCHAS, R. W.; BUSBOOM, J. R.; WILKINSON, B. H. P. Changes in the forms of iron and in concentrations of taurine, carnosine, coenzyme Q10, and creatine in beef longissimus muscle with cooking and simulated stomach and duodenal digestion. **Meat science,** v. 74, n. 3, p. 443-449, 2006.

TESCH, P. A.; COLLIANDER, E. B.; KAISER, P. Muscle metabolism during intense, heavy-resistance exercise. **Eur J Appl Physiol Occup Physiol**, v. 55, n. 4, p. 362-6, 1986. ISSN 0301-5548 (Print) 0301-5548.

TOSCANO, L. T. et al. Potential ergogenic activity of grape juice in runners. **Applied Physiology, Nutrition, and Metabolism**, v. 40, n. 9, p. 899-906, 2015.

YANG, A. et al. Genetics of caffeine consumption and responses to caffeine. **Psychopharmacology**, v. 211, n. 3, p. 245-257, 2010.

YEO, S. E. et al. Caffeine increases exogenous carbohydrate oxidation during exercise. **Journal of applied physiology**, v. 99, n. 3, p. 844-850, 2005.

WAX, B. et al. Effects of supplemental citrulline malate ingestion during repeated bouts of lower-body exercise in advanced weightlifters. **The Journal of Strength & Conditioning Research**, v. 29, n. 3, p. 786-792, 2015.

WAX, B; KAVAZIS, A, N; LUCKETT, W. Effects of supplemental citrulline-malate ingestion on blood lactate, cardiovascular dynamics, and resistance exercise performance in trained males. **Journal of dietary supplements**, v. 13, n. 3, p. 269-282, 2016.

WILLIAMS, T. D. et al. Effect of Acute Beetroot Juice Supplementation on Bench Press Power, Velocity, and Repetition Volume. **The Journal of Strength & Conditioning Research**, 2020.

www.ingramcontent.com/pod-product-compliance
Lightning Source LLC
Chambersburg PA
CBHW070151230526
45471CB00002B/612